Voeding en dementie

Gezondheid en genieten in 1 recept

Voeding en dementie

Gezondheid en genieten in 1 recept

Jeroen Wapenaar

Ondine van de Rest

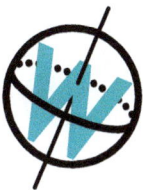

Wageningen Academic
P u b l i s h e r s

EAN: 9789086862894
ISBN: 978-90-8686-289-4

Eerste druk, 2016

©Wageningen Academic Publishers
Nederland, 2016

INLEIDING

Een mens is op z'n mooist als hij lacht. De maaltijd is bij uitstek een moment op de dag waarop veel gelachen kan worden. Maar voor mensen met dementie wordt eten en drinken steeds moeilijker. Mensen met dementie hebben soms zelfs helemaal geen zin meer in eten en drinken. Dan is de lach ver weg. Met de ingrijpende veranderingen die dementie met zich meebrengt in het achterhoofd, geeft het veel energie om te constateren dat heel veel mensen er toch in slagen om mensen met dementie te laten genieten van eten en drinken.

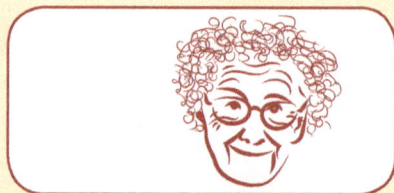

Dit boek komt voort uit verwondering. Verwondering over al die mensen die we de afgelopen jaren hebben ontmoet bij een Alzheimer Café, bij een lezing of voor een interview, en die vol vuur vertelden wat zij hadden geleerd over eten en drinken bij dementie. Zij leerden ons dat je nog veel meer kunt doen met eten en drinken dan we al wisten. En zij maakten ons nog maar eens duidelijk hoe persoonlijk eten en drinken is, en hoe je met kleine aanpassingen grote verschillen kunt maken.

Mensen met dementie een positief gevoel geven bij eten en drinken, en hen, hun naasten en zorgprofessionals zo praktisch mogelijk laten zien wat er nog wel kan. Dat was ons doel, en we nodigen iedereen die dit boekje leest uit om zijn of haar eigen ervaringen te delen. Zodat nog veel meer mensen met dementie kunnen genieten van eten en drinken.

Ondine van de Rest,
   onderzoeker aan de afdeling Humane Voeding van
   Wageningen University

Jeroen Wapenaar,
   wetenschapsjournalist te Vlaardingen

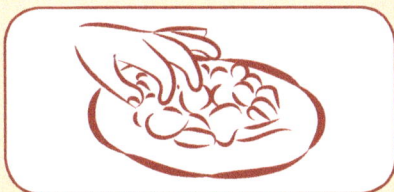

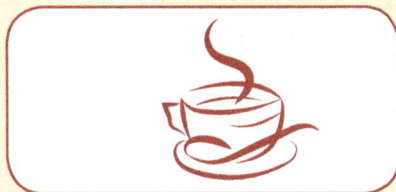

INHOUDSOPGAVE

Hoofdstuk 1.
WAT KUN JE VERWACHTEN?

Voor veel mensen met dementie is eten en drinken moeilijk. Dat is een ingrijpend probleem, want eten en drinken is heel belangrijk, voor de gezondheid en voor de kwaliteit van leven. In dit boekje staan tientallen tips om eten en drinken te stimuleren.

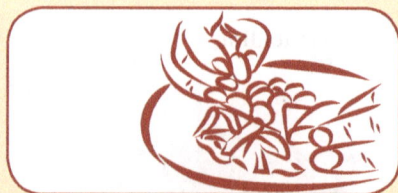

Om eten en drinken goed te stimuleren, is het handig als je weet wat je kunt verwachten. Welke problemen kunnen zich voordoen bij het eten en drinken? Waar komen die problemen vandaan? En voor welke specifieke vraagstukken kunnen mensen met dementie, naasten en zorgprofessionals komen te staan?

Dementie is een ingewikkeld en zwaar onderwerp. We proberen in dit boekje de aspecten zo positief mogelijk te benaderen. We leggen de nadruk op de mogelijkheden van mensen, in plaats van op de problemen. Soms ontkomen we er niet aan om ook problemen te beschrijven, omdat die informatie de lezer het benodigde overzicht geeft, zoals in paragraaf 1.1.

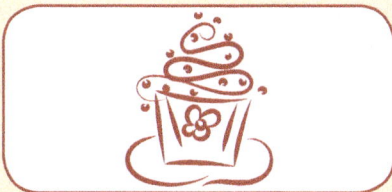

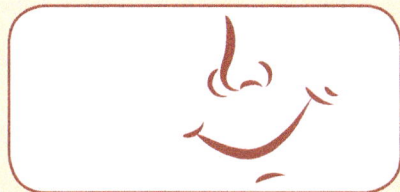

1.1 MOGELIJKE PROBLEMEN DIE ZICH BIJ DEMENTIE KUNNEN VOORDOEN

Bij dementie kunnen zich problemen voordoen die invloed hebben op eten en drinken. De volgende problemen bespreken we hieronder: afweergedrag, als alleen samen eten lukt, als eten en drinken blijft staan, te veel eten, behoeften die veranderen en onrust. We geven ook tips voor als deze problemen zich inderdaad voordoen. Hoe kun je dan, als je zelf dementie hebt, toch zo prettig mogelijk eten en drinken? En hoe kun je iemand helpen als je naaste of zorgprofessional bent?

Afweergedrag

Bij het thema voeding en dementie gebruiken zorgprofessionals en andere deskundigen vaak de term afweergedrag. Met afweergedrag bedoelen ze dat iemand gedrag laat zien dat eten en drinken moeilijker of zelfs onmogelijk maakt.

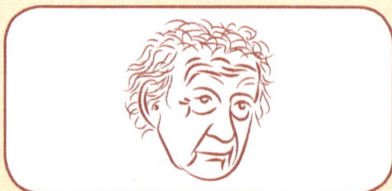

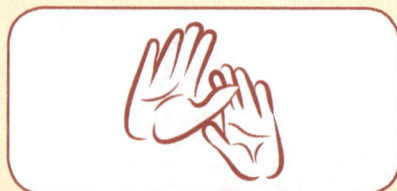

De volgende voorbeelden van afweergedrag kun je tegenkomen bij iemand met dementie:

- ▶ bord of glas wegduwen;
- ▶ van je wegdraaien;
- ▶ eten uit de mond halen;
- ▶ weglopen van tafel;
- ▶ bijten op het bestek;
- ▶ de mond stijf dichthouden;
- ▶ overgeven;
- ▶ eten in de mond houden, maar niet doorslikken;
- ▶ eten of drinken uitspugen;
- ▶ helemaal niet reageren op eten en drinken, vaak omdat iemand met dementie niet begrijpt wat hij met het eten of drinken moet doen.

Tips bij afweergedrag

Een richtlijn over afweergedrag is opgesteld door de Kenniskring Transities in Zorg van de Hogeschool Rotterdam. De richtlijn is bedoeld voor verzorgenden die in verpleeg- en verzorgingshuizen werken. Maar ook andere zorgprofessionals, naasten, en mensen met dementie kunnen baat hebben bij de informatie. De richtlijn *Omgaan met afweergedrag bij eten en drinken van bewoners met dementie* staat op de website www.innovatiekringdementie.nl (zoek op afweergedrag).

Afweergedrag kan onder meer komen door problemen met kauwen of slikken. Helpen bij kauw- en slikproblemen kan met deze tips:

- ▶ iemand goed rechtop laten zitten bij eten of drinken;
- ▶ de persoon met dementie simpele aanwijzingen geven ('goed kauwen');

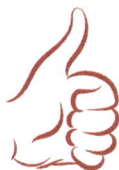

- ▶ iemand rustig de tijd geven;
- ▶ kleinere hapjes en eventueel ander voedsel (smeuïg voedsel kan bijvoorbeeld makkelijker zijn dan vast voedsel);
- ▶ als iemand zich toch verslikt, goed laten uithoesten.

Bij afweergedrag is het verder belangrijk om een diëtist en een logopedist in te schakelen. Een verpleeghuis heeft vaak wel een logopedist en een diëtist in huis. Ook mensen die zelfstandig wonen kunnen het beste een diëtist of logopedist benaderen die al in een verpleeghuis werkt, omdat deze diëtisten en logopedisten de meeste ervaring hebben met dementie.

Eenzaamheid: alleen samen eten lukt

Je komt weer eens langs bij je vader en je eet 's avonds mee. Je merkt meteen al dat er iets anders is; je vader eet veel meer dan hij normaal doet. Eindelijk eet hij weer zoals vroeger, of toch in ieder geval bijna. Een week later kom je weer en je hoort van de verzorgende dat hij amper iets gegeten heeft.

Veel naasten maken bovenstaande situatie mee. Hun ouders of partners eten wel redelijk tot goed als zij mee-eten. Maar als ze weer weg zijn, maken naasten zich zorgen of hun ouders of partners wel genoeg blijven eten en drinken. Vaak eten of drinken hun naasten inderdaad veel minder als ze alleen zijn. Als mensen eenzaam zijn, eten ze over het algemeen veel minder, of juist veel meer. Dementie kan mensen eenzamer maken. Mensen met dementie worden afhankelijker van hulp, kunnen moeilijker hun verhaal doen en voelen aan heel veel zaken dat ze achteruitgaan.

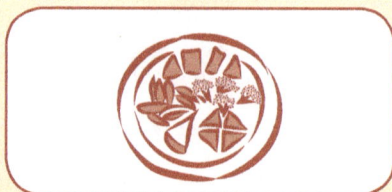

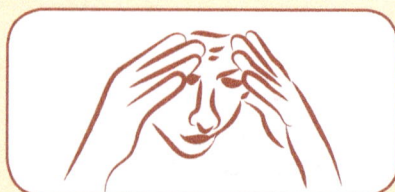

Eenzaamheid neemt bovendien toe met de leeftijd. Volgens onderzoek van opinieonderzoeksbureau TNS NIPO uit november 2012, gedaan in opdracht van Coalitie Erbij, voelt 1 miljoen van de in totaal ruim 4 miljoen 55-plussers zich eenzaam. Volgens het RIVM voelt 50 procent van de 75- tot 85-jarigen zich eenzaam. Van de 85-plussers voelt bijna 60% zich eenzaam. Ook de kans op dementie neemt toe naarmate mensen ouder worden; van alle 65-plussers heeft ongeveer 7 procent dementie, van alle 80-plussers heeft ruim 20 procent dementie.

Tips bij eenzaamheid

▶ Lotgenotencontact kan voor mensen met dementie prettig zijn. Op de websites www.alzheimer-nederland.nl en www.dementie.nl (ook van Alzheimer Nederland, maar dan speciaal geschreven voor naasten) staan verschillende manieren om met lotgenoten in contact te komen. Ook verpleeghuizen organiseren regelmatig bijeenkomsten.

▶ Er zijn ook ontmoetingscentra speciaal voor mensen met dementie (DOC's). Daar kunnen mensen met dementie en hun naasten samen meedoen aan activiteiten, en vaak is er ook een spreekuur waar ze samen vragen kunnen stellen. Op de website van het VU Medisch Centrum, www.vumc.nl, kun je een overzicht vinden van DOC's per provincie (zoek op ontmoetingscentra).

▶ Het Odensehuis is een inloop-, informatie- en ontmoetingscentrum voor mensen met dementie en hun naasten. In een Odensehuis kun je de hele dag binnenlopen. Er vinden regelmatig activiteiten in het huis plaats, die mede worden georganiseerd door mensen met dementie. Momenteel (juli 2016) zijn er Odensehuizen in Amsterdam, Groningen,

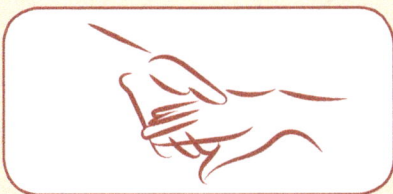

Oud-Beijerland, Utrecht, Vlissingen, Wageningen, IJmuiden, Zeewolde en Zutphen.

▶ Altijd belangrijk: zo goed mogelijk inspelen op wat iemand graag doet. Naasten zijn een belangrijke bron als mensen met dementie dat zelf niet meer kunnen vertellen.

▶ Er komen, gelukkig, steeds meer activiteiten die aangepast zijn aan mensen met dementie. Diverse musea organiseren bijvoorbeeld rondleidingen voor mensen met dementie.

▶ Op de website www.zorgtegeneenzaamheid.nl publiceren diverse organisaties in de zorg ervaringen en instrumenten om zorgprofessionals te inspireren, voor meer aandacht bij eenzaamheid.

▶ Voor mensen met dementie: probeer, ook al kan dat lastig zijn, de dingen te blijven doen die je al jaren graag doet. Desnoods met enkele aanpassingen. Misschien kun je geen bestuurder meer zijn van je vereniging, maar kun je wel andere leuke taken uitoefenen.

Het eten en drinken blijft staan

Een gevolg van minder of niet eten en drinken is dat producten blijven staan. Het is belangrijk dat naasten goed op de inhoud van de koelkast en de keukenkastjes letten. Het kan namelijk best zijn dat de melk weken blijft staan. Het kan ook gebeuren dat iemand zoveel moeite met eten of drinken heeft, dat hij al het eten op zijn bord of bijvoorbeeld een glas water op tafel laat staan.

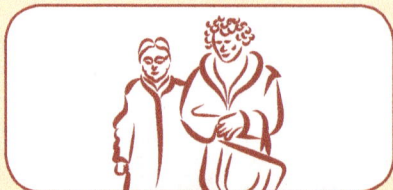

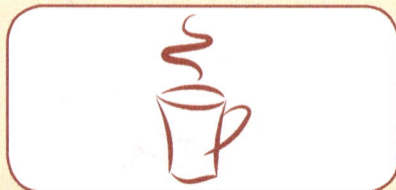

Tip om te voorkomen dat eten en drinken blijft staan

To-do lijstjes kunnen mensen met dementie helpen. Daarop kan iemand bijvoorbeeld schrijven wanneer hij of zij wil gaan eten, of dat elke week in de koelkast gekeken wordt of etenswaren of pakken drinken nog goed zijn. Als mensen met dementie dat zelf lastig vinden, kunnen naasten dit ook voor ze doen, en anders kan misschien een zorgprofessional lijstjes maken.

Te veel eten

Sommige mensen met dementie eten juist veel meer dan goed voor ze is. Als je bij ze thuis komt kan het zijn dat ze vrijwel alles wat in de kast staat hebben opgegeten. Of ze blijven je maar vragen om boterhammen, terwijl ze hun middageten al lang op hebben. Dat zijn ze dan gewoon vergeten.

Sommige mensen met dementie hebben geen remmingen meer. Normaal gesproken weten mensen wanneer ze honger of dorst hebben, en daar passen ze hun ritme op aan. Veel mensen die al een paar jaar lijden aan dementie weten niet meer wanneer ze honger of dorst hebben. Dat kan betekenen dat ze minder eten, maar ook dat ze te veel eten. Het kan gebeuren dat ze vergeten zijn dat ze al gegeten hebben, of dat ze zo ongerust zijn over wanneer de volgende maaltijd komt, dat ze alvast zelf veel gaan eten.

Vooral bij fronto-temporale dementie, een vorm van dementie waarbij in het begin voornamelijk het voorste deel van de hersenen beschadigd raakt, komt overmatig eten vaak voor. Maar dementie is grillig; problemen kunnen

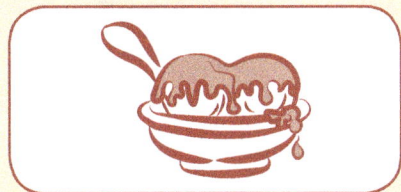

per persoon verschillen, omdat niet te voorspellen is welke delen van de hersenen beschadigd raken, en welke gevolgen dat kan hebben. Bij de ziekte van Alzheimer, de meest voorkomende vorm van dementie (zo'n 60 tot 70 procent van de mensen met dementie heeft alzheimer) komt overmatig eten minder vaak voor dan bij fronto-temporale dementie. Desondanks kan iemand met alzheimer ook overmatig gaan eten.

Tips bij te veel eten

Voorkomen dat mensen te veel eten is lastig. Zorg er in ieder geval voor dat mensen zoveel mogelijk te doen hebben, zodat ze zich niet eenzaam voelen. Het is handig om kleine stukjes fruit (zoals banaan of druiven) in de buurt te leggen, zodat iemand met dementie makkelijk gezond voedsel kan eten. Kleinere porties aanbieden is ook handig. Een laatste optie is het controleren van hoeveel eten er in huis is, en het op slot doen van kasten en deuren. Eten en drinken op die manier controleren is een moeilijke afweging, die ieder voor zich moet maken.

Behoeften veranderen

De behoeften van mensen met dementie kunnen veranderen. Sommige dingen smaken ineens helemaal niet meer zo lekker. Iemand kan ook iets gaan eten wat hij vroeger nooit lekker vond. Ook de manier waarop iemand eet kan veranderen. Sommige mensen met dementie waren vroeger gewend heel netjes te eten. En toch, tot verbazing van hun partner, gingen ze zomaar ineens met hun vingers eten. Eten met de vingers kan voor mensen met dementie trouwens veel fijner zijn. Over de mogelijkheden van fingerfood

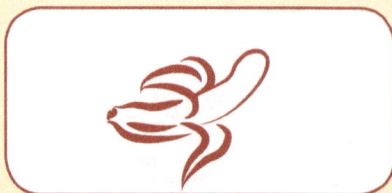

vertellen we meer in paragraaf 3.4, *Initiatieven die inspiratie kunnen geven*, vanaf pagina 85

De behoeften zijn altijd persoonlijk, maar er zijn wel behoeften die veel mensen met dementie hebben. Veel mensen met dementie houden bijvoorbeeld van zoet eten. Dat geldt voor veel mensen, maar voor mensen met dementie nog meer. Dit komt mede omdat zij vaak problemen met kauwen en slikken hebben, en meerdere medicijnen nodig hebben. Zoet eten voelt dan het meest aangenaam in de mond. Ook gekruid eten vinden mensen met dementie vaak fijn. Hun smaakbeleving gaat achteruit, kruiden kunnen de smaakbeleving versterken.

Veel mensen met dementie krijgen graag voeding die ze als kind ook al kregen. Een bepaald ijsje kan herinneringen oproepen aan gezellige tijden met pa en ma. Sommige mensen die nu lijden aan dementie vinden de zogenaamde vergeten groenten lekker. Zoals snijbiet, koolraap en pastinaak. Maar het kan ook zijn dat iemand die groenten vroeger zo vaak moest eten, dat hij er nu wel genoeg van heeft. Bij voeding en dementie is het heel belangrijk om steeds nieuwe dingen te blijven proberen. Want de behoeften van mensen met dementie kunnen over een maand weer veranderen.

Tips als behoeften veranderen

▶ Probeer zoveel mogelijk aan te sluiten bij wat iemand prettig vindt. Dat kan bij dementie snel wisselen, dus let goed op hoe iemand eet of drinkt.
▶ Kijk niet vreemd op als iemand anders eet dan vroeger. Mensen met dementie kunnen zich niet aanpassen aan mensen zonder dementie, andersom kan dat wel.

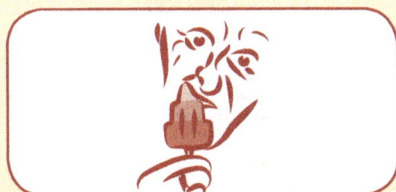

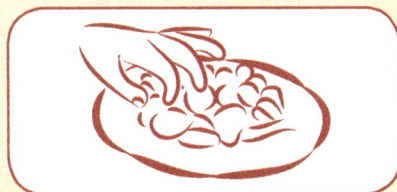

▶ Omdat de totale smaakbeleving bij dementie achteruit gaat: zorg voor sterkere smaken, bijvoorbeeld met extra kruiden. Kleine beetjes suiker of honing toevoegen kan voor mensen met dementie ook prettig zijn. Op pagina 22 vertelt Sanne Boesveldt, universitair docent bij Wageningen University, meer over het stimuleren van de smaakbeleving bij mensen met dementie.

Onrust

Als iemand niet meer goed kan eten of drinken kan dat diegene pijn doen. Iemand kan zowel verdrietig als boos worden. Hetzelfde kan gebeuren als iemand eten of drinken niet meer herkent. Als je altijd ontzettend genoten hebt van een bepaalde geur, en je ruikt die geur niet meer, is dat heel vervelend.

Veel naasten merken dat mensen met dementie heel onrustig kunnen zijn. Ze willen ineens weg, ze schuiven op hun stoel, kijken continu op hun horloge, en vaak gaan ze dwalen. Voor die onrust zijn meestal meerdere redenen. Een reden kan het zogenaamde sundown syndroom zijn. Zoals de naam al zegt gaat het sundown syndroom vooral over onrust als de zon onder gaat. Maar onrust kan zich ook eerder in de avond voordoen. Iemand met dementie kan bijvoorbeeld zien dat het avond wordt, en zich zorgen gaan maken of er wel boodschappen gedaan zijn. Ook als iemand al een paar jaar niet meer zelf kookt, kan iemand zich druk maken over het koken.

Wat ook kan gebeuren is dat iemand plotseling in de supermarkt de weg niet meer weet. Of dat hij erachter komt dat hij de teksten op de verpakkingen

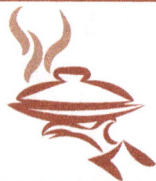

niet meer begrijpt. Logischerwijs kan iemand daar ook onrustig en somber van worden.

Tips bij onrust

Als mensen met dementie veel persoonlijke aandacht krijgen, zullen ze zich een stuk prettiger voelen. Persoonlijke aandacht geven is daarom bij eten en drinken, net zoals overal in de zorg, cruciaal. Onrust kan bij dementie echter altijd voorkomen, hoe goed je ook iemand helpt.

Naasten kunnen telefoontjes krijgen van mensen met dementie, die zich in paniek afvragen waar hun geld is, bijvoorbeeld omdat ze boodschappen moet doen. Om deze mensen gerust te stellen is het verstandig om ze rustig uit te leggen dat alles geregeld is. Het kan helpen om iemand met dementie te vertellen dat hij in de koelkast kan kijken, zodat hij zelf ziet dat er nog veel eten in huis is.

Een echtgenote/echtgenoot die merkt dat iemand met dementie onrustig is, kan proberen hem/haar mee te nemen naar een andere plek. Afleiden met een alledaags gesprek kan mensen met dementie ook helpen. Vraag bijvoorbeeld wat diegene vanavond gaat doen, vraag naar hobby's, of naar programma's op tv. Als mensen met dementie gaan dwalen, heeft het geen zin om boos te worden. Wat beter werkt, is om te vertellen dat jijzelf het fijn vindt als je man of vrouw bij je blijft. Omdat dwalen bij dementie een bekend probleem is, is het verstandig om te onthouden waar iemand graag komt. Iemand die graag naar het winkelcentrum gaat, is dan misschien daar te vinden als hij is gaan dwalen. Het is handig als ondernemers in dat winkelcentrum ook op de hoogte zijn.

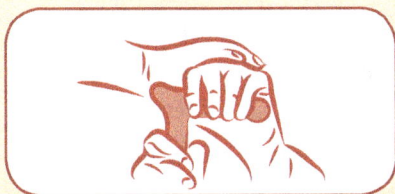

ACHTERGRONDVERHAAL VAN SANNE BOESVELDT,
WERKZAAM ALS UNIVERSITAIR DOCENT AAN DE AFDELING HUMANE
VOEDING VAN WAGENINGEN UNIVERSITY, GESPECIALISEERD IN
ONDERZOEK NAAR GEUR EN ZINTUIGLIJKE WAARNEMING

**Het reukvermogen gaat bij veel ouderen achteruit.
Dementie kan die achteruitgang versterken. Minder
goed kunnen ruiken heeft om meerdere redenen een
negatieve impact op de kwaliteit van leven van mensen.
Geuronderzoeker Sanne Boesveldt legt uit waarom
en geeft adviezen voor mensen met een verminderd
reukvermogen.**

' Het reukvermogen heeft een grote invloed op onze smaakbeleving.
Alleen van geuren kunnen mensen al genieten, denk maar aan de geur van
verse koffie of een taart in de oven.

De zintuigen van mensen functioneren veelal steeds minder naarmate
mensen ouder worden, maar het reukvermogen gaat vaak meer achteruit
dan bijvoorbeeld het smaakvermogen. Als iemand minder goed kan
ruiken kan dat heel ingrijpend zijn. Ons reukvermogen is een belangrijk
alarmsysteem. Normaal gesproken kan een mens het heel snel ruiken als
er gas is. Bij eten en drinken kan ons reukvermogen voorkomen dat we
bedorven voedsel opeten. Voor iemand die niet meer goed kan ruiken
kan het verlies van reukvermogen dus risico's met zich meebrengen. Als
het reukvermogen van iemand minder wordt, dan kan dat bovendien
een waarschuwing zijn dat het met de gezondheid van die persoon niet
goed gaat. Een onderzoek van de Universiteit van Chicago toonde aan

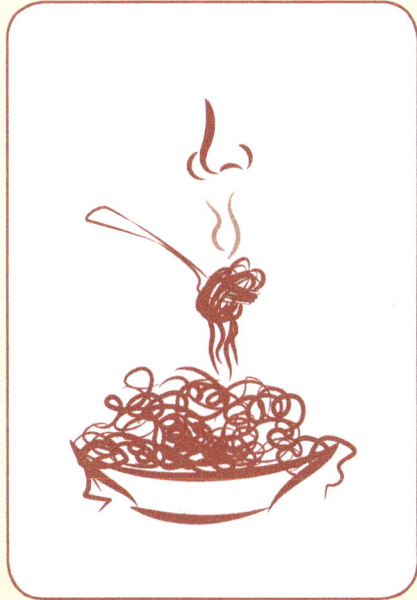

dat van de ouderen met een verminderd reukvermogen die gevolgd werden, 39 procent binnen 10 jaar stierf, en van ouderen met een goed reukvermogen 10 procent.

Niet meer goed kunnen ruiken is bovendien simpelweg niet prettig voor iemand. Het reukvermogen is belangrijk voor de kwaliteit van leven. Iemand geniet minder van zijn eten of drinken als hij minder goed ruikt. Geuren spelen ook een belangrijke rol bij de communicatie. Bij een onderzoek naar het reukvermogen bij mensen met Parkinson, waarbij de achteruitgang van de zintuigen voor een deel gelijk verloopt als bij dementie, vertelde iemand dat hij het vooral vervelend vond dat hij niet meer kon ruiken dat zijn vrouw een luchtje op had. Hij kon haar geen compliment meer maken voor hoe lekker ze rook en dat vond hij heel jammer.

Een rook- en gasmelder ophangen bij iemand die nog zelfstandig woont is een logisch advies voor als iemand minder goed kan ruiken. Een naaste kan goed de inhoud van de koelkast in de gaten houden.

Een tip die ook wordt vaak gegeven wordt is het toevoegen van specerijen, vooral specerijen die meer doen dan de reuk en smaak prikkelen, zoals hete peper en verfrissende munt. Maar daarmee ben je er niet. Het is belangrijk om het eten in zijn geheel aantrekkelijk te maken. Dat betekent: mooi opdienen, smaken sterker maken en mensen afwisseling geven. De ene keer wat zoeter, de andere keer meer zout, dan weer knapperig en dan weer zacht. Bied ook afwisseling in textuur en temperatuur aan. Het kookboek van Joke Boon, *Smaakvol en gezond eten met al je zintuigen*, kan een inspiratiebron zijn. Zij kan zelf minder goed proeven en ruiken en heeft daarvoor een bijzondere manier van koken ontwikkeld.'

In Nederland lijden naar schatting 250.000 tot 300.000 mensen aan een reuk- en/of smaakstoornis. Het Reuk- en smaakcentrum binnen Ziekenhuis Gelderse Vallei in Ede biedt patiënten een plek waar informatie, diagnose en eventuele behandeling worden aangeboden. Binnen het Reuk- en smaakcentrum wordt samengewerkt met Wageningen University en Stichting Alliantie Voeding Gelderse Vallei. http://www.geldersevallei.nl/afdelingen/155/reuk-en-smaakcentrum.

1.2 WAARDOOR ONTSTAAN PROBLEMEN MET ETEN EN DRINKEN?

Problemen met eten en drinken kunnen om allerlei redenen ontstaan. Soms is de dementie de directe oorzaak. Dan zijn de hersenen zo beschadigd dat iemand bepaalde dingen niet meer kan. Soms zijn er ook andere oorzaken. Hieronder geven we een overzicht van de belangrijkste oorzaken.

Beschadigingen in de hersenen

Voor iemand met dementie zijn dingen die vroeger heel makkelijk waren heel moeilijk. Dat komt omdat de hersenen beschadigd raken. Ze kunnen niet meer goed functioneren. In de eerste fase van dementie leidt dat vooral tot geheugenproblemen. Daardoor kunnen mensen hun maaltijd vergeten, of vergeten dat ze nog niets gedronken hebben.

In latere fases van dementie kunnen er ook stoornissen ontstaan. Apraxie is een van de veelvoorkomende stoornissen. Apraxie betekent dat iemand door een hersenbeschadiging bepaalde alledaagse handelingen niet meer kan uitvoeren. Iemand kan dus lichamelijk prima in orde zijn, maar toch

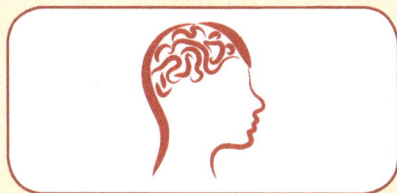

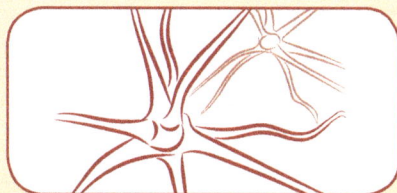

niet meer een stukje brood kunnen pakken. Dat komt dan omdat het schema 'stukje brood pakken' dat in de hersenen is opgeslagen niet meer duidelijk is. Als je in stappen voordoet hoe je een stukje brood pakt, kan iemand met apraxie het soms wel.

Een andere stoornis die bij dementie voorkomt is agnosie. Bij agnosie kan iemand bepaalde informatie niet meer verwerken. Normaal gesproken begrijpen mensen dat ze een kop thee even moeten laten staan. De thee moet eerst afkoelen voor je veilig kan drinken. Mensen met agnosie begrijpen niet dat ze even moeten wachten. Ook daarom is het belangrijk dat naasten het eten en drinken van mensen met dementie goed in de gaten houden.

Problemen met kauwen en slikken

Veel mensen met dementie krijgen vroeg of laat problemen met kauwen en slikken. Dat kan komen door beschadigingen in de hersenen. De hersenen kunnen de mond en de keel dan niet meer duidelijk maken dat iemand moet kauwen of slikken. Het kan gebeuren dat een stukje voedsel blijft hangen in de mond.

Problemen met kauwen en slikken kunnen ook andere oorzaken hebben. Je hebt vast wel eens zelf keelpijn gehad. Dan weet je hoe pijnlijk kauwen en slikken dan kan zijn. Ontstekingen en infecties in de mond komen bij mensen met dementie vaker voor dan bij andere mensen. Mensen met dementie kunnen hun eigen mond namelijk meestal niet zelf goed

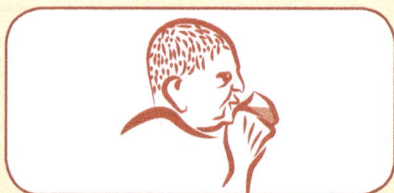

verzorgen. Een droge mond bij mensen met dementie komt ook veel voor, door het vele medicijngebruik en diverse andere ziekten.

Het is belangrijk dat mensen met dementie goede mondzorg krijgen. Goede mondzorg betekent onder andere dat mensen met dementie indien nodig geholpen worden met het poetsen van hun tanden. Het project *De mond niet vergeten* geeft ouderen, naasten en zorgprofessionals veel praktische adviezen over goede mondzorg. Meer informatie: www.demondnietvergeten.nl.

Medicijnen

Sommige medicijnen hebben invloed op de smaakbeleving van mensen. Zeker als iemand veel medicijnen moet slikken, kan iemand een vervelende smaak in de mond krijgen. Drie voorbeelden:

▶ Veel soorten antibiotica hebben invloed op de smaak. Antibiotica kunnen een bittere, zure of een soort metaalsmaak geven. Meestal is het effect maar tijdelijk, aan het einde van de kuur smaakt het eten en drinken gewoonlijk weer zoals normaal.

▶ Middelen tegen een hoge bloeddruk kunnen ook een vervelende invloed op de smaak hebben. ACE-remmers, die de bloedvaten helpen te ontspannen, kunnen de smaak aantasten. Iemand kan zijn smaak tijdelijk helemaal verliezen. Het eten en drinken kan ook bitter gaan smaken.

▶ Sommige antidepressiva kunnen de smaak veranderen. Antidepressiva kunnen zelf vervelend smaken en veroorzaken soms ook een droge mond. Een droge mond kan de smaak ook weer op een negatieve manier beïnvloeden.

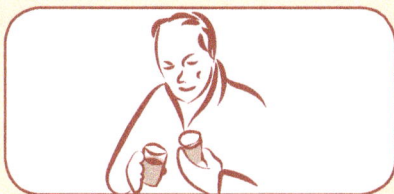

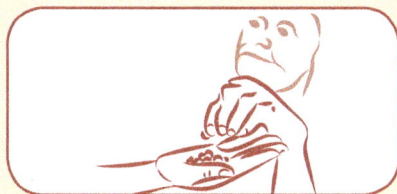

De website www.apotheek.nl is een handige bron voor mensen die medicijnen gebruiken en hun naasten. De website is een initiatief van de KNMP, de beroeps- en brancheorganisatie voor apothekers. Je kunt onder andere zoeken op de naam van een medicijn, een klacht/ziekte/aandoening en een thema, zoals alcohol en medicijnen. Op www.apotheek.nl staat per medicijn veel informatie over het gebruik, mogelijke bijwerkingen, en andere informatie zoals of mensen alles kunnen eten en drinken met het medicijn.

Niet meer actief

Bewegen en voeding hebben veel met elkaar te maken. Als je veel sport en hard werkt, heb je veel eten nodig. En je hersenen zullen je ook veel sneller een seintje geven dat je toch nog maar wat moet eten. Mensen met dementie zijn meestal niet meer zo actief als vroeger. Het gaat vaak al om mensen die wat ouder zijn. Soms zijn ze al gestopt met werken. Als ze niet voldoende bewegen is de kans aanwezig dat ze ook minder gaan eten en drinken. Actief blijven is om allerlei redenen belangrijk. Om de hersenen te stimuleren, voor sociaal contact, en dus ook om goed te blijven eten en drinken.

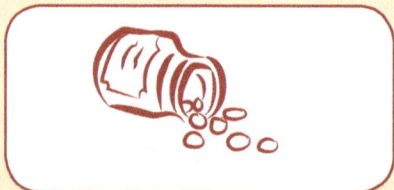

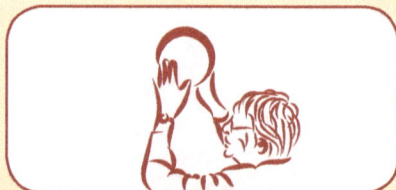

Andere ziekten en aandoeningen

De meeste mensen met dementie zijn boven de 65 jaar. In Nederland hebben ruim 250.000 mensen dementie, 12.000 daarvan is jonger dan 65, de rest is ouder dan 65. De kans op dementie neemt sterk toe met de leeftijd. Van alle 65-plussers heeft ongeveer 7 procent dementie, van alle 80-plussers heeft ruim 20 procent dementie.

Ouderdom komt met gebreken, en sommige mensen hebben behalve de dementie dus ook andere ziekten en aandoeningen. Die andere ziekten en aandoeningen kunnen ook invloed hebben op het eten en drinken.

Depressie

Dementie kan mensen somber, verdrietig, boos en gefrustreerd maken. De kans op een langere depressie is aanwezig. Als iemand depressief is zie je dat meestal ook aan zijn eet- en drinkgewoonten. Of iemand gaat juist heel veel slechte dingen eten (chips, junkfood, alcohol), of iemand laat juist alles staan.

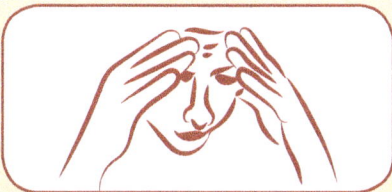

1.3 Wat kunnen mensen met dementie verwachten?

Iedereen heeft zijn eigen smaak. De een is dol op pindakaas, de ander houdt er helemaal niet van. Als je dementie hebt, kan het zijn dat je bepaalde dingen ineens helemaal niet meer lekker vindt, of dat je dingen wilt eten die je vroeger nooit, of niet vaak, at. Dat kan wennen zijn, maar het heeft simpelweg te maken met de dementie. Desondanks is het logisch als je daarvan in de war raakt. Dat gebeurt meer mensen met dementie.

Mensen die ouder worden, hebben meestal minder zin in eten of drinken. Als je dementie hebt, kun je nog minder trek hebben, door de problemen waar je mee te maken kunt krijgen. In het beginstadium van dementie kun je meestal nog wel zelfstandig eten en drinken. De problemen zijn dan misschien nog niet zo zichtbaar, maar het kan toch zijn dat je merkt dat je minder trek krijgt. Je eet of drinkt waarschijnlijk ook langzamer dan je gewend was.

Je kunt in het beginstadium ook merken dat je bepaalde dingen gaat vergeten. Je vergeet bijvoorbeeld dat je koffie had gezet (vaker dan vroeger), je vergeet te ontbijten, je vergeet misschien af en toe de route naar de supermarkt, je vergeet bepaalde dingen mee te nemen, terwijl je dat vroeger nooit gebeurde. Je kookt misschien ook niet meer zo makkelijk als vroeger.

Als jij en je naasten merken dat je vergeetachtig wordt, is het verstandig om het daarover te hebben en samen oplossingen te verzinnen. Jullie kunnen bijvoorbeeld samen gaan koken, om te voorkomen dat er onveilige situaties ontstaan. In Hoofdstuk 4, vanaf pagina 105 staan meer tips bij eten en drinken voor mensen met dementie.

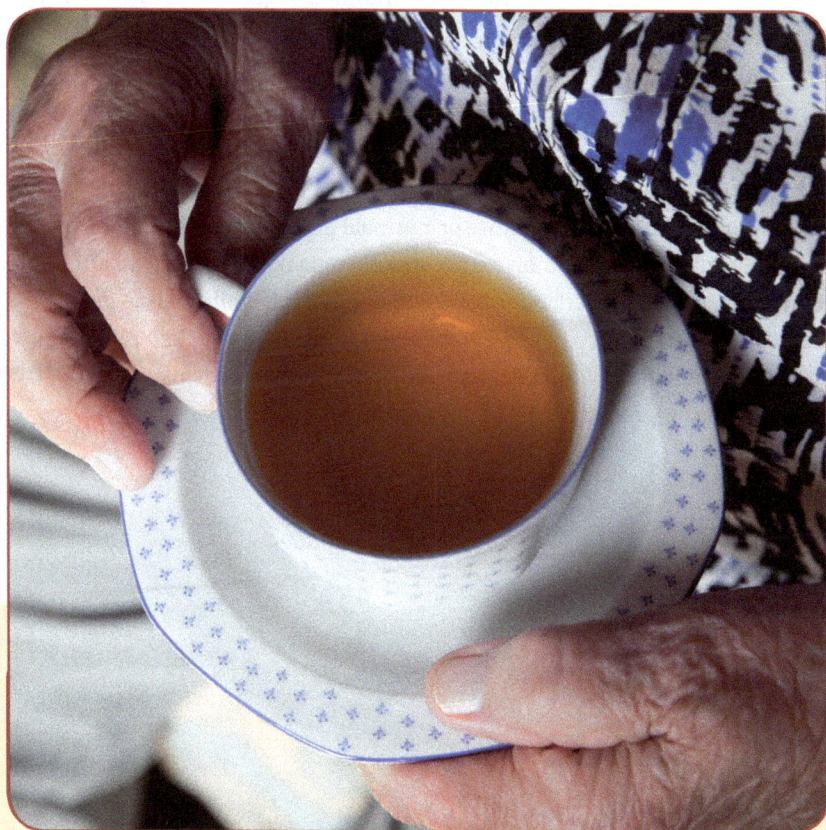

1.4 WAT KUNNEN NAASTEN VERWACHTEN?

Je maakt je waarschijnlijk zorgen als je merkt dat je partner, je vader of je moeder steeds minder eet of drinkt. Misschien heb je een moeder die vroeger ontzettend genoot van bloemkool met aardappels, en nu bijna alles laat staan. Of je hebt een man die vroeger heel sterk was, en nu steeds magerder wordt. Dat je daar bezorgd over bent, is volkomen logisch. Als onze naasten achteruitgaan, maakt ons dat verdrietig. Iedereen begrijpt dat minder eten en drinken slecht is voor de gezondheid.

Bij voeding speelt ook nog dat we er normaal gesproken ontzettend van kunnen genieten. We kunnen enorm uitkijken naar een lekkere maaltijd. Bijna geen enkele Nederlander kan zonder zijn kopje koffie. Als je geen koffie drinkt, dan ontspan je vast graag met kopje thee. Het kan pijn doen als je ziet dat iemand niet meer kan genieten van eten of drinken. Veel mensen maken precies hetzelfde mee als jij.

Als je naaste bent van iemand met dementie, kan het zijn dat je moet wennen aan veranderingen. Mensen met dementie eten soms anders dan vroeger. Jij als naaste kent iemand, waarschijnlijk, al tientallen jaren. Dan kan het moeilijk voor je zijn als iemand minder netjes eet. Toch kan dat gebeuren. Voor de persoon met dementie kan dat ook het beste zijn; als iemand niet meer netjes met vork en mes kan eten, is er toch een alternatief nodig. Misschien wil degene met dementie zelf dan liever met de handen eten. Iemand kan ook heel wisselend zijn. De ene keer gaat eten heel goed, de andere keer weer niet. Wat iemand lekker vindt kan bij dementie ook snel wisselen. Dergelijke veranderingen horen bij dementie, maar het is voorstelbaar dat je daar, zeker in het begin, aan zal moeten wennen. In Hoofdstuk 4, vanaf pagina 105 staan tips bij eten en drinken voor naasten.

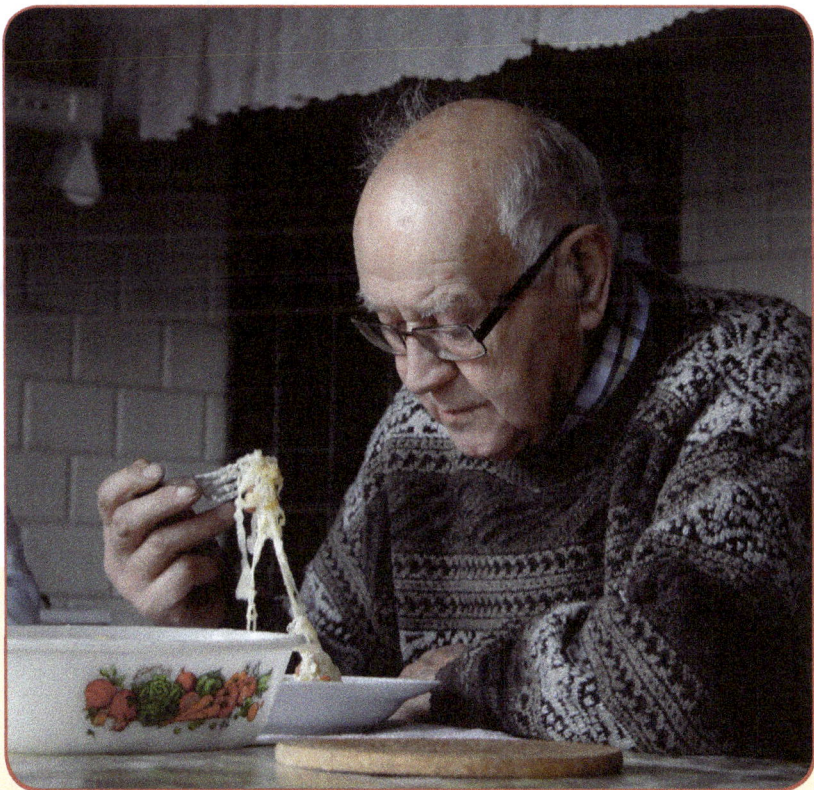

**Zes jaar geleden werd bij de moeder van Bets Dijkhuizen
de diagnose alzheimer gesteld. Bets Dijkhuizen vertelt hoe
ingrijpend dementie kan zijn.**

' Mijn moeder was altijd een knappe, flinke vrouw. Door de alzheimer
is ze enorm achteruitgegaan. Die achteruitgang is heel snel gegaan, in twee
jaar tijd kreeg ze last van grote onrust en gejaagdheid. Lopen ging steeds
moeilijker, praten ook, en op een gegeven moment at en dronk ze nauwelijks
meer. Ze huilde ook veel. Dat vond ik heel erg.

Ongeveer zes jaar geleden, dus in dezelfde periode waarin de diagnose
gesteld werd, kreeg ze ook een meningeoom, dat is een tumor in de
hersenen. Door die tumor ging mijn moeder hallucineren. Ze vertelde
bijvoorbeeld dat ze allemaal slangen over zich heen zag kruipen. Heel
beangstigend.

Momenteel woont mijn moeder in woonzorgcentrum Ittmannshof in
Nunspeet. Daar krijgt ze goede zorg. Je merkt dat ze daardoor in ieder geval
wat meer rust heeft. En de zorgprofessionals kunnen het voedsel voor haar
malen, dat is voor naasten natuurlijk niet of nauwelijks te doen. Het voedsel
malen is nodig, want goed kauwen en slikken kan ze niet meer. Iemand
met dementie kan zich gemakkelijk verslikken, het is belangrijk om dat te
voorkomen. Daarom worden de medicijnen voor mijn moeder ook gemalen.

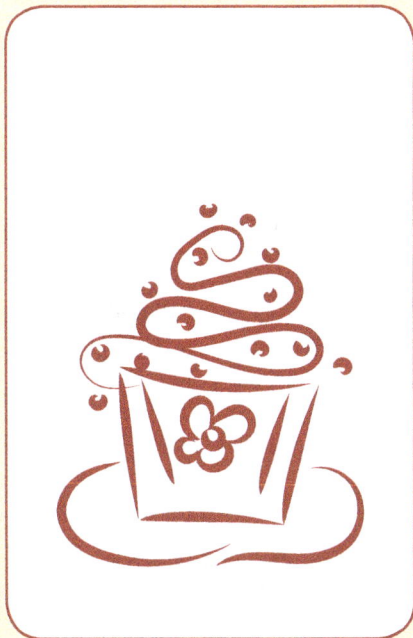

Wat mijn moeder nog wel goed kan eten, en ook heel lekker vindt, zijn gebakjes en puddinkjes. Een maand geleden was ze jarig, en toen hebben we samen nog genoten van een stukje gebak.

Voor mijn moeder is nutridrink ook een uitkomst. Dat is kant-en-klare drinkvoeding met daarin veel eiwitten, vitamines en mineralen. Toen ze nog thuis woonde haalde ik zelf allerlei verschillende smaken nutdrink voor haar, zoals vanille en chocomel. Als eten en drinken steeds lastiger wordt, zou ik naasten zeker aanraden om nutridrink te proberen.'

1.5 WAT KUNNEN ZORGPROFESSIONALS VERWACHTEN?

Zorgprofessionals kunnen alle soorten problemen tegenkomen die in paragraaf 1.1 staan. Ze kunnen ook voor andere soorten vragen komen te staan. Bijvoorbeeld, hoe behoud je een goede relatie met de naasten van de cliënt? Bij eten en drinken bij mensen met dementie is het verstandig om zo nu en dan te experimenteren. Want hoe iemand graag eet en wat iemand graag eet, kan bij dementie snel wisselen. De naasten horen bij experimenten intensief betrokken te worden.

Zorgprofessionals kunnen ook vragen tegenkomen die buiten hun eigen expertise liggen. Dan is het handig te weten wie ze kunnen inschakelen, bijvoorbeeld een diëtist, een logopedist of een arts. Organisaties doen er verstandig aan om zorgprofessionals de middelen te geven om waar nodig specialistische hulp in te schakelen. Daar zijn mensen met dementie bij gebaat. In Hoofdstuk 4, vanaf pagina 115 staan meer tips bij eten en drinken voor zorgprofessionals.

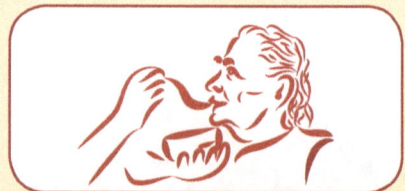

1.6 MAAK HET PERSOONLIJK

Vanaf pagina 72 vertellen we wat volgens ons de belangrijkste uitgangspunten horen te zijn bij het stimuleren van eten en drinken. Maar we willen nu alvast één ding benadrukken. Namelijk dat het heel belangrijk is om je continu te blijven beseffen dat dementie een hele grillige ziekte is. Het verloop van dementie verschilt per individu. Dat betekent dat wat 99 mensen kan helpen, de 100ste persoon misschien juist helemaal niet helpt.

Bij eten en drinken is het extra belangrijk om te kijken wat bij iemand past. Mensen zijn gewoontedieren. Helemaal als het over voeding gaat. De een bewaart al 70 jaar lang zijn vlees altijd tot het laatst, de ander eet zijn vlees het liefst als eerste. Wat iemand het liefste eet is nog persoonlijker. Iemand is het meest geholpen als er veel aandacht is voor persoonlijke behoeftes. Dan kan hij of zij zoveel mogelijk genieten. Mensen met dementie die dat nog kunnen, hebben daarom baat bij het delen van informatie over wat zij fijn vinden als het over eten en drinken gaat. Zorgprofessionals en naasten kunnen die informatie goed gebruiken om eten en drinken persoonlijk te maken.

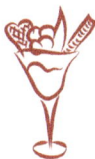

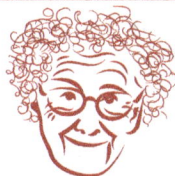

Onderschat nooit wat eten en drinken voor iemand kan betekenen. Er zijn veel verhalen bekend van mensen die opleefden omdat er veel aandacht gegeven werd aan hoe zij eten en drinken ervaren. Iemand met dementie die vroeger zelf een viswinkel had, vindt het misschien wel heel leuk om daarover te praten, zeker als er vis op het menu staat. Mensen met dementie kunnen het nog net zo fijn vinden om met hun geliefde eten als ieder ander mens. Andere mensen komen misschien wel tot rust als ze alleen aan tafel zitten. Er is veel te bereiken als eten en drinken persoonlijk gemaakt wordt. Willen we dat niet allemaal voor mensen die we lief hebben?

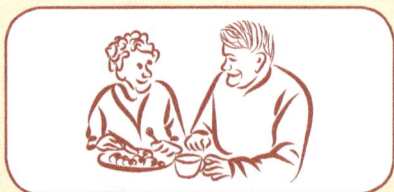

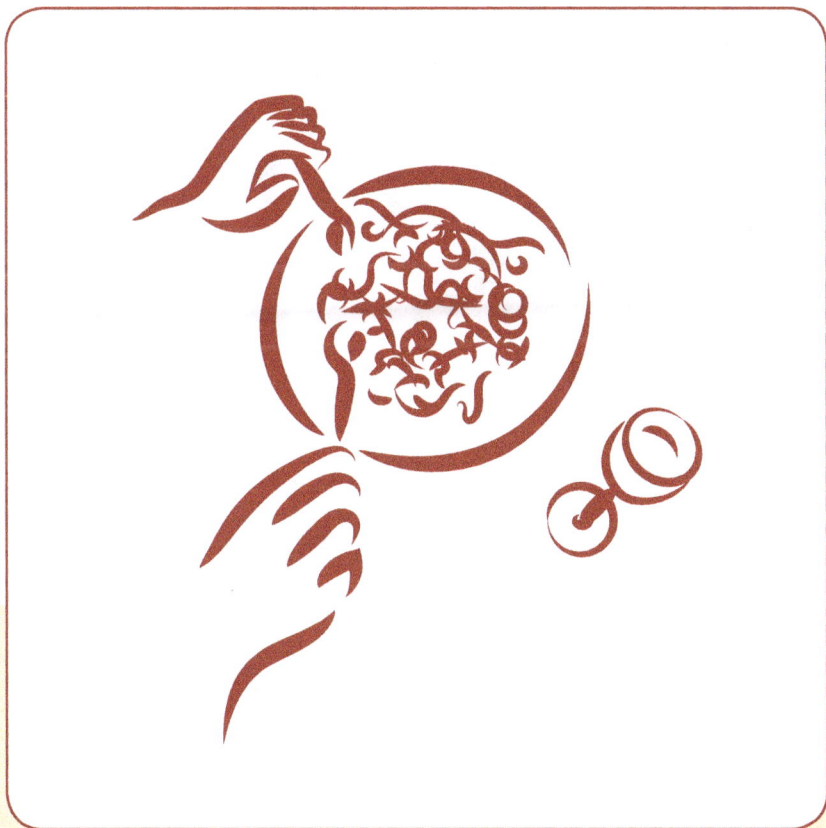

Hoofdstuk 2.
HET BELANG VAN ETEN EN DRINKEN

Eten en drinken kan veel voor mensen betekenen. Natuurlijk voor de gezondheid, maar ook voor de kwaliteit van leven. Het belang van eten en drinken wordt in dit hoofdstuk verder uitgelegd.

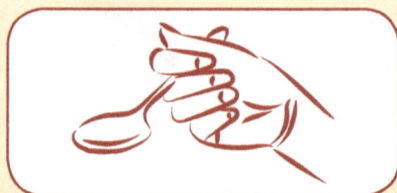

2.1 GEZONDHEID

Voeding en gezondheid is een veelbesproken thema. Er zijn duizenden boeken, websites en programma's met informatie over wat je beter wel en niet kunt eten of drinken. Regelmatig verschijnen er onderzoeken naar de relatie tussen voeding en gezondheid. Dan is een bepaald voedingsmiddel weer wel goed, dan weer niet.

De waarheid is dat het, ook voor onderzoekers, heel lastig is om harde conclusies te trekken over voeding en gezondheid. Voeding is simpelweg heel complex. Bovendien, natuurlijk is het verstandig om de adviezen van het Voedingscentrum te volgen, maar een mens hoort ook te kunnen genieten. Lekker eten en drinken is één van de fijnste manieren om te genieten.

Desondanks is het belangrijk dat zowel mensen met dementie, als naasten en zorgprofessionals, zich bewust zijn van de link tussen voeding, dementie en gezondheid.

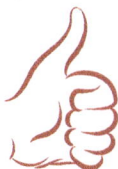

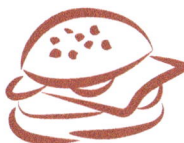

Vrijwel alle mensen die ouder worden eten over het algemeen minder dan ze op hun 30ste deden. Het is niet realistisch en noodzakelijk om te proberen oudere mensen net zoveel te laten eten als ze vroeger deden. Wat belangrijk is, is dat mensen zich realiseren dat te weinig eten risico's met zich meebrengt, zeker voor ouderen, en dus ook voor mensen met dementie. Ouderen lopen namelijk een groter risico op ondervoeding. Het gaat er dus om bij ieder mens een goede balans te vinden: wat is voor die persoon in ieder geval nodig, en waar geniet hij of zij het meeste van.

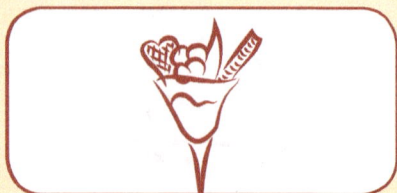

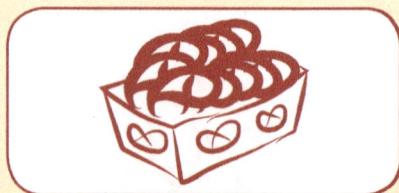

NELIE BRASPENNING,

DIËTISTE BIJ OUDERENZORGORGANISATIE TANTELOUISE-VIVENSIS

Nelie Braspenning maakte het kookboek Tante's kookboek. In dit boek staan tips over het samen met koken met ouderen, en tientallen recepten met de vitamines H, L en G: Herkenbaar, Lekker en Genieten. Dat zijn ook haar belangrijkste adviezen; eten en drinken voor mensen met dementie hoort herkenbaar en lekker te zijn, en mensen met dementie horen te kunnen genieten.

' Veel mensen denken dat het niet zo erg is als een ouder iemand twee of drie kilo afvalt binnen een korte tijd. Maar als mensen afvallen verliezen ze spiermassa en nauwelijks vetmassa. Bij ouderen gaat de afname van spiermassa sneller dan bij gezonde, jongere volwassenen. Bij drie kilo gewichtsverlies binnen een maand, of zes kilo binnen een half jaar, is er sprake van ondervoeding. Vaak zie je dat wanneer ouderen ongewenst gewicht verliezen ze bijvoorbeeld minder goed uit een stoel op kunnen

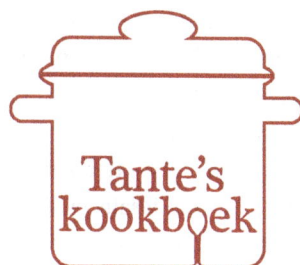

staan, sneller vermoeid zijn, ineens de trap niet meer op kunnen lopen of doorligplekken krijgen. Dat laatste wordt ook wel decubitus genoemd.

Om te voorkomen dat ouderen te veel spiermassa verliezen, is het verstandig om eten en drinken bij ouderen te stimuleren. Bij mensen met dementie geldt dat nog sterker, omdat mensen met dementie problemen kunnen krijgen met eten en drinken. Soms is hun smaak- en reukvermogen sterk afgenomen, de eetlust is verminderd, of het bestek hanteren lukt niet meer. Een vol bord staat soms al tegen. Zorg voor kleine eet- en drinkmomenten.

Ik raad zowel zorgprofessionals als naasten aan om uit te gaan van de kernwoorden herkenbaarheid, lekker en genieten. Je kunt eten en drinken herkenbaar maken voor mensen met dementie door zoveel mogelijk aan te sluiten bij hun eigen voedingspatroon. Mensen zijn gewoontedieren, als ze al jaren om zes uur eten kun je eten het beste rond die tijd blijven aanbieden. Je kunt natuurlijk ook op een ander moment de avondmaaltijd aanbieden. Als je maar aansluit bij wat iemand gewend is. Veer als het ware mee.

De voeding herkenbaar maken is ook belangrijk. Bij mensen met dementie gaat het geheugen sterk achteruit, dus voor hen is het nog belangrijker om eten en drinken te krijgen dat zo herkenbaar mogelijk is, bijvoorbeeld door ingrediënten te gebruiken die in hun jeugd al veel werden gebruikt.

Als je eten en drinken herkenbaar maakt, let er dan wel op dat het eten en drinken ook lekker is. Sommige mensen hebben zoveel melk gedronken in hun leven, dat ze het niet meer lekker vinden. Voedingsmiddelen die mensen met dementie meestal lekker vinden, en ook makkelijk kunnen eten, zijn bijvoorbeeld een stukje vis, een worstje, een kaasstengel, en rolletjes kaas en ham. Veel mensen met dementie hebben een sterke voorkeur voor zoet. Dus een bolletje ijs met chocoladesaus en een toefje slagroom vinden de meeste mensen ook heerlijk. Dan ziet het eten er ook smakelijk uit.

Je kunt mensen meenemen in een verhaal, door al in de ochtend aan te geven wat ze kunnen verwachten aan eten en drinken en door te vertellen wat er nodig is om dat eten en drinken klaar te maken. Misschien komen er bij hen dan wel mooie herinneringen naar boven. Je kunt ook samen met mensen boodschappen gaan doen, of samen met ze koken, als ze dat nog kunnen.

Mensen met dementie laten genieten van eten en drinken is heel belangrijk, want zij zijn al zo afhankelijk van hulp, dus geef ze zoveel mogelijk plezier van eten en drinken.'

. . . .

Marian de van der Schueren,

IS VOORZITTER VAN DE SECTIE OUDEREN VAN DE STUURGROEP ONDERVOEDING, EN EXPERT ETEN EN DRINKEN VAN KENNISPLEIN ZORG VOOR BETER. TEVENS IS ZE LECTOR VOEDING EN GEZONDHEID AAN DE HOGESCHOOL VAN ARNHEM EN NIJMEGEN EN SENIOR ONDERZOEKER DIËTETIEK EN VOEDINGSWETENSCHAPPEN IN HET VU MEDISCH CENTRUM IN AMSTERDAM

Ondervoeding in de thuissituatie is een groot probleem, benadrukt Marian de van der Schueren. Mensen wonen steeds langer zelfstandig en in de thuissituatie is ondervoeding moeilijker te signaleren en aan te pakken dan in een verpleeghuis. De Stuurgroep Ondervoeding vraagt aandacht voor het probleem en ontwikkelt initiatieven voor meer bewustwording.

' Ondervoeding is niet alleen een probleem in derdewereldlanden,
maar komt ook in landen zoals Nederland voor. Ongeveer een op de tien
thuiswonende ouderen is namelijk ondervoed.

Mensen met dementie lopen een groter risico ondervoed te raken. We
weten nog niet goed hoe het komt dat mensen met dementie een groter
risico hebben op ondervoeding. Daarnaar doen we nu onderzoek in het VU
medisch centrum.

Het is belangrijk ondervoeding bijtijds te herkennen en behandelen, want
ondervoeding kan schadelijke gevolgen hebben voor de gezondheid.
Ondervoede mensen zijn minder goed in staat om voor zichzelf te
zorgen, omdat ze minder energie hebben voor de dagelijkse dingen (zoals
aankleden, boodschappen doen, koken). Ook is er bij ondervoeding
een hoger risico op vallen, en op het oplopen van infecties. Mensen die
ondervoed zijn herstellen bovendien minder snel van ziekte. Ondervoeding
komt niet alleen voor bij dunne mensen. Ongewenst gewichtsverlies
is een belangrijk symptoom van ondervoeding, onafhankelijk van het
lichaamsgewicht. Daarom willen we mensen ervan bewust maken hoe
belangrijk het is om goed te blijven eten en drinken, en wat ze zelf kunnen
doen om voldoende voeding binnen te krijgen.

In een verpleeghuis kunnen zorgprofessionals en bijvoorbeeld diëtisten
in de gaten houden of bewoners niet te veel afvallen. De ontwikkeling
is dat mensen steeds langer thuis wonen. Als iemand thuis woont valt
ondervoeding minder snel op. Daarom werken we momenteel aan een
website waarop mensen zelf informatie kunnen krijgen over goed gevoed
ouder worden. Die website hopen we in 2017 te publiceren. Een idee
is onder meer om mensen te laten zien hoe ze zelf, of bij hun naasten,
ondervoeding kunnen signaleren en wat ze er vervolgens aan kunnen doen.
Daarnaast ontwikkelen we scholing voor verzorgenden en verpleegkundigen

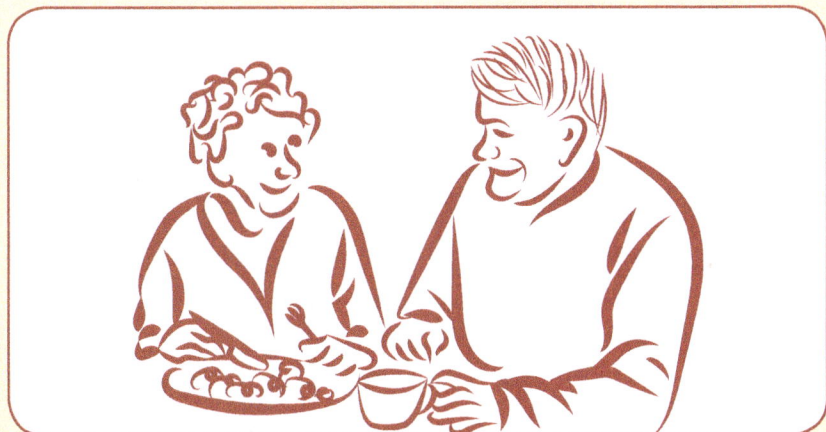

die thuiszorg bieden, om hen bewust te maken van het probleem van ondervoeding, en hun rol daarin.

In het VU medisch centrum in Amsterdam onderzoeken we hoe het komt dat mensen met dementie vaker ondervoed zijn: ligt dat aan wat ze eten of drinken, hun energieverbruik, hun smaakvoorkeuren, of zijn er wellicht nog andere oorzaken? De komende jaren hopen we hierop antwoorden te vinden, en deze te kunnen vertalen naar praktische adviezen voor mensen met dementie.

We onderzoeken ook welke mogelijkheden er zijn om mensen beter te laten eten. Een veelgenoemde oplossing is 'samen eten'. Eenzaamheid is een probleem dat ouderen kan overkomen, vooral alleenstaande ouderen. Iemand die eenzaam is loopt meer risico om ondervoed te raken. Misschien kan een kookgroep voor diegene een manier zijn om in contact met andere mensen te komen. Dergelijke wijkinitiatieven proberen we nu in kaart te brengen. Vanuit de Hogeschool van Arnhem en Nijmegen onderzoeken we hoe we in de Nijmeegse wijk Lent de buurt kunnen betrekken om voeding en beweging aantrekkelijk te maken. Ik pleit voor meer initiatieven, zowel op landelijk als op regionaal niveau.'

2.2 ONDERVOEDING

Om te beoordelen of er sprake is van ondervoeding kijken diëtisten naar het gewicht, de BMI en/of naar een percentage van gewichtsverlies. Drie kilo in een maand afvallen of zes kilo in een half jaar duidt op ondervoeding/ongewenst gewichtsverlies. Ook een te laag BMI duidt op ondervoeding.

BMI staat voor Body Mass Index, dat is een index voor het gewicht in verhouding tot lichaamslengte. Bij een te laag BMI weeg je te weinig voor je lengte. Een 'te laag BMI' is een BMI van 18,5 of lager, en bij 65-plussers van 20 of lager. Een andere veelgebruikte richtlijn bij het signaleren van ondervoeding is meer dan 5 procent gewichtsverlies in de laatste maand of meer dan 10 procent in zes maanden.

Aan bovenstaande criteria is te zien dat ondervoeding niet alleen over het totale gewicht gaat, maar ook over het verloop van het gewicht. Iemand die voor zijn lengte nog prima op gewicht zit, kan toch ondervoed zijn, als hij in een korte periode veel is afgevallen.

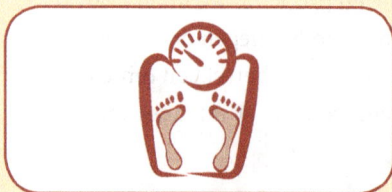

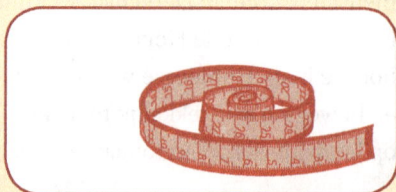

Je BMI kun je als volgt berekenen: je gewicht in kilogram delen door het kwadraat van je lengte in meters. Dus: als je 1,68 meter lang bent en 60 kilogram weegt, heb je een BMI van 21,3, want $60/1{,}68^2 = 21{,}3$ (afgerond naar boven).

Gevolgen ondervoeding

Ondervoeding zorgt voor een verlies aan vet- en spierweefsel. Ons lichaam heeft de energie en voedingsstoffen uit eten hard nodig om optimaal te kunnen functioneren. Als het lichaam te weinig energie en voedingsstoffen krijgt, doet het lichaam een beroep op voorraden uit vet- en spierweefsel.

Vooral het verlies van spierweefsel kan schadelijk zijn, want daardoor vermindert de weerstand, met als gevolg dat mensen sneller ziek worden. Andere mogelijke gevolgen van ondervoeding zijn:
- het risico op botbreuken neemt toe;
- mensen zijn sneller moe;
- mensen kunnen minder goed bewegen en hun motoriek wordt minder;
- minder snel herstel van ziektes.

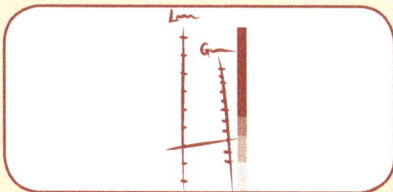

Oorzaken ondervoeding

Ondervoeding kan onder meer de volgende oorzaken hebben:
- ▶ beschadigingen van de hersenen: geheugenverlies, geen honger- en dorstgevoel meer,
- ▶ verminderde reuk en smaak, niet meer begrijpen hoe te eten of te drinken;
- ▶ bijwerkingen van medicijnen: misselijkheid, slechte smaak;
- ▶ eenzijdig voedingspatroon;
- ▶ kauw- en slikproblemen;
- ▶ problemen met het gebit;
- ▶ psychische oorzaken, zoals eenzaamheid, depressie, onrust;
- ▶ ziekte.

Bovenstaande oorzaken zijn problemen waar mensen met dementie veel mee te maken krijgen. Daarom lopen mensen met dementie een verhoogd risico op ondervoeding. Toch is, vanuit wetenschappelijk perspectief, nog niet helemaal duidelijk waarom mensen met dementie zo vaak ondervoed raken; eten zij echt te weinig? Of is hun stofwisseling verhoogd? Hebben ze andere smaakvoorkeuren? Is er een combinatie van factoren? Op dit moment loopt onderzoek vanuit het VU medisch centrum en Wageningen University, waarin wordt gezocht naar antwoorden op deze vragen.

Het is niet altijd gemakkelijk om aan iemand te zien dat hij een paar kilo is afgevallen. Zowel zorgprofessionals als naasten horen goed in te gaten houden of iemand afvalt. Ondervoeding goed signaleren kan onder meer door in de gaten te houden of iemand zich nog fit voelt, (hoe beweegt

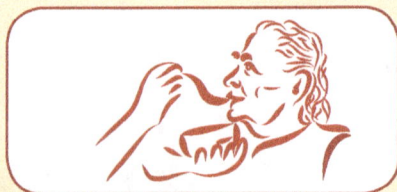

iemand zich, gaat lopen nog makkelijk of kost dat veel moeite?) en te letten
op hoe iemand eruitziet (zit de kleding nog wel goed, is iemand opvallend
bleek, valt het haar uit?).

'Meer aandacht nodig voor ondervoeding'

Steeds meer zorgprofessionals en onderzoekers vragen om meer
aandacht voor de signalering en behandeling van ondervoeding. Een
voorbeeld van het belang van meer aandacht voor ondervoeding, is het
promotieonderzoek van Canan Ziylan. Zij doet onderzoek aan Wageningen
University naar de ontwikkeling van eiwitrijke maaltijden voor ouderen, ter
preventie van ondervoeding. Een onderdeel van haar promotieonderzoek
is de studie *Dutch nutrition and care professionals experience with
undernutrition awareness, monitoring, and treatment among community-
dwelling older adults*, waarover op 24 november 2015 een publicatie
verscheen in het wetenschappelijke tijdschrift BMC Nutrition.

Ziylan en haar collega-onderzoekers interviewden 22 voedings- en
zorgprofessionals: huisartsen, diëtisten, bezorgers van thuismaaltijden,
praktijkondersteuners, wijkverpleegkundigen, thuiszorgmedewerkers,
een geriater en een ouderenzorgconsulent. De belangrijkste conclusie
was dat ondervoeding bij ouderen vaak niet of te laat gesignaleerd wordt.
'Nederland beschikt over uitstekende richtlijnen voor de monitoring en
behandeling van ondervoeding. Ze worden alleen niet nageleefd', aldus
Ziylan. 'Ouderen trekken zelf ook niet aan de bel als ze afvallen of geen
eetlust hebben; ze beseffen vaak niet eens dat ze ondervoed raken. Veel

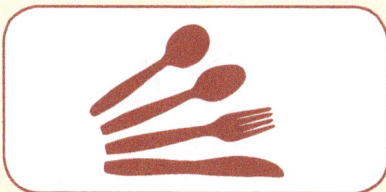

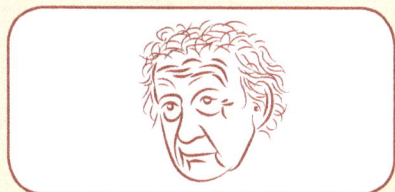

ondervoede mensen komen daardoor pas in een laat stadium bij de diëtist terecht.'

De onderzoekster pleit onder meer voor meer bewustwording onder ouderen, naasten, en zorgprofessionals. Dat kan volgens haar onder meer door betere voorlichting te geven aan senioren, over hoe ze ervoor kunnen zorgen dat ze genoeg en gezond eten, ook als ze minder eetlust hebben, of moeite met kauwen en slikken.

Minister Schippers (VWS) benadrukte in maart 2016 in een brief aan de Tweede Kamer het belang van de strijd tegen ondervoeding. Zij pleit voor meer samenwerking binnen de zorg. Met name de voeding van ouderen die thuis wonen verdient volgens de minister meer aandacht. De Stuurgroep Ondervoeding is momenteel met diverse projecten bezig die gericht zijn op ondervoeding in de thuissituatie. Vanaf pagina 45 vertelt Marian de van der Schueren, voorzitter van de stuurgroep en expert Eten en Drinken van Kennisplein Zorg voor Beter, daar meer over.

Meer informatie over ondervoeding

Hieronder een overzicht van handige informatiebronnen om ondervoeding te signaleren en te voorkomen.

▶ Op de website www.zorgvoorbeter.nl staat veel informatie over eten en drinken. Door onder het kopje 'Praktijk' te klikken op ondervoeding, krijg je onder andere adviezen en actuele nieuwsberichten die gerelateerd zijn aan ondervoeding.

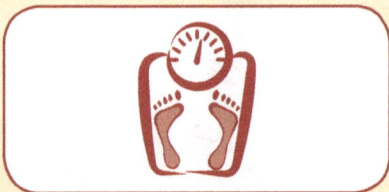

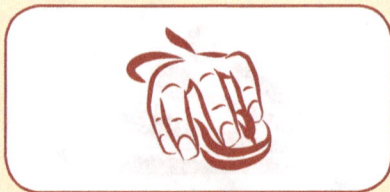

- In de folder *Ondervoeding* van het Voedingscentrum staan tips om voldoende en eiwitrijk te eten. Zoals: tips bij verschillende eetmomenten en het bijhouden van een eetdagboek. Te downloaden op www.voedingscentrum.nl (klik op webshop en zoek op ondervoeding). Professionals kunnen de folder gratis bestellen, per 50 stuks.
- Het Voedingscentrum heeft op haar website ook veel informatie over ondervoeding staan: www.voedingscentrum.nl (zoeken op ondervoeding), met praktische adviezen om gezond aan te komen. Zoals: jezelf elke week wegen, op een vast tijdstip, zonder zware kleding aan, en het liefst nadat je geplast hebt.
- Op de website van de Stuurgroep Ondervoeding, www.stuurgroepondervoeding.nl, is de informatie over ondervoeding verdeeld per domein. Er staat bijvoorbeeld algemene informatie over ondervoeding, en specifieke informatie voor eerstelijnszorg en thuiszorg.
- Op www.stuurgroepondervoeding.nl staan onder het kopje Eerstelijnszorg & Thuiszorg adviezen over sondevoeding in de thuissituatie, en een uitgebreide, praktische toolkit getiteld vroege herkenning en behandeling ondervoeding. De toolkit bestaat onder meer uit een screeningsinstrument, een werkboek voor mensen die op een gezonde manier willen aankomen, en hulpmaterialen zoals filmpjes, richtlijnen en invullijsten waarmee zorgprofessionals kunnen bijhouden wat een patiënt/cliënt eet en drinkt.
- De Stuurgroep Ondervoeding heeft ook verschillende richtlijnen gepubliceerd. Zoals de *Richtlijn screening en behandeling van ondervoeding* (2011) en de *Richtlijn ondervoeding bij de geriatrische patiënt (2013)*. De richtlijnen zijn vooral bedoeld voor zorgprofessionals, en te downloaden op www.stuurgroepondervoeding.nl.

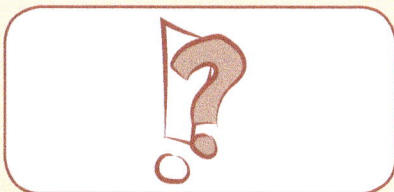

▶ De website www.thuisarts.nl is een initiatief van het Nederlands Huisartsen Genootschap (NHG) en bedoeld om betrouwbare en onafhankelijke informatie over gezondheid en ziekte te geven. Er staan op www.thuisarts.nl ook adviezen over wat mensen zelf kunnen doen om ondervoeding zoveel mogelijk te voorkomen. Zoals: eten kiezen dat gemakkelijk is klaar te maken, aangepast keukengerei gebruiken en voldoende bewegen, door bijvoorbeeld elke dag een wandeling te maken.

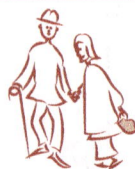

2.3 VOEDINGSSTOFFEN

Er zijn ongeveer 50 soorten voedingsstoffen die mensen nodig hebben om gezond te blijven. Eiwitten, vetten, koolhydraten, en tientallen vitamines en mineralen. Met een dieet volgens de Schijf van Vijf (zie ook pagina 82) krijgen mensen normaal gesproken voldoende voedingsstoffen binnen. Vier soorten voedingsstoffen bespreken we kort in deze paragraaf, omdat ouderen er soms een tekort aan hebben, of omdat ze helpen tegen specifieke problemen van ouderen.

Bij mensen met dementie kan het heel lastig zijn om te zorgen dat ze voldoende voedingsstoffen binnenkrijgen. Als dat niet lukt, dan hoort de focus in eerste instantie te liggen op het genieten van eten en drinken. Het kan onvermijdelijk zijn dat mensen met dementie minder gezond eten. Het belangrijkste bij verminderde eetlust is dat ze voldoende eten, en dat zij van het eten genieten.

Onderstaande informatie over specifieke voedingsstoffen is bedoeld als hulpmiddel, niet als richtlijn.

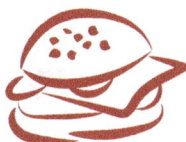

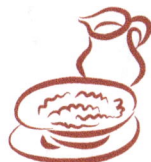

Vitamine D: zit vooral in vette vis (zalm, makreel), in mindere mate in vlees en eieren

De belangrijkste bron van vitamine D is zonlicht. Bij ouderen kan de huid minder goed vitamine D opnemen onder invloed van zonlicht, en zij hebben dan ook vaak een tekort aan vitamine D.

Volgens de Gezondheidsraad heeft een ruime meerderheid van de bewoners van verpleeg- en verzorgingshuizen een tekort aan vitamine D. Van de zelfstandig wonende ouderen heeft ongeveer de helft een tekort aan vitamine D.

Voldoende vitamine D binnenkrijgen is voor ieder mens belangrijk, voor het behouden van sterke botten en tanden. Daarom geldt in Nederland een suppletieadvies voor vitamine D. Vrouwen boven de 50 wordt aangeraden om 10 microgram vitamine D te gebruiken, naast de gewone voeding. Voor 70-plussers (vrouwen en mannen) is het advies om naast de gewone voeding aanvullend 20 microgram vitamine D te gebruiken. Dit kan via druppels of supplementen.

Vitamine B12: zit vooral in melk, melkproducten, vlees, vleeswaren en vis

Vitamine B12 is ook een vitamine waar veel ouderen (25 procent) een tekort aan hebben. Mensen hebben vitamine B12 nodig voor een goed functioneren van het zenuwstelsel (dat onze handelingen aanstuurt) en voor de aanmaak van rode bloedcellen (die verantwoordelijk zijn voor het transport van zuurstof).

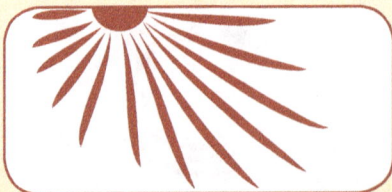

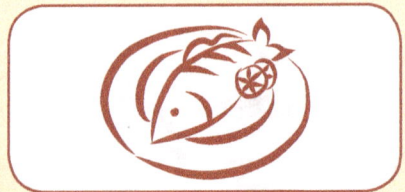

Een tekort aan vitamine B12 kan leiden tot vermoeidheid, infecties (door een verminderde weerstand), bloedarmoede, spierpijn en coördinatieproblemen. De voeding is bij een tekort aan vitamine B12 meestal niet de oorzaak, maar wel het feit dat de vitamine minder goed opgenomen kan worden. Een verminderde opname kan diverse oorzaken hebben, zoals een maagdarminfectie, of een tekort aan een maageiwit dat nodig is om vitamine B12 goed te kunnen opnemen.

Mensen die een tekort vermoeden doen er verstandig aan om naar een (huis)arts te gaan. De arts kan vaststellen of er een tekort is aan vitamine B12. Het Voedingscentrum raadt mensen af om op eigen houtje vitamine B12-supplementen te gebruiken, omdat er nog onvoldoende bewijs is voor hun werking.

Vitamine C: zit vooral in fruit, groente en aardappelen

Tekorten van vitamine C komen niet veel voor. Toch noemen we deze vitamine, omdat vitamine C de weerstand op peil houdt. Ouderen hebben al een verminderde weerstand, en een tekort aan vitamine C kan het risico op decubitus, oververmoeidheid en reumatische klachten vergroten.

Omega 3-vetzuren: zit vooral in vette vis

Omega 3-vetzuren kunnen het risico op hart- en vaatziekten verlagen. De stoffen helpen het bloed om beter te stromen, en verlagen ook de bloeddruk. De nieuwste Richtlijnen Goede Voeding van de Gezondheidsraad, uit 2015, gaan uit van een keer per week vette vis, met name vanwege de omega 3-vetzuren.

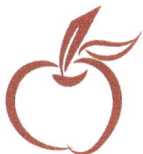

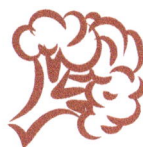

Bovenstaande informatie gaat over voeding en gezondheid in het algemeen. Er is ook veel discussie over voeding en de achteruitgang bij dementie. Kan voeding een rol spelen om de achteruitgang van dementie te verminderen? Vanaf pagina 122 vertellen we over onderzoek naar voedingsmiddelen bij dementie.

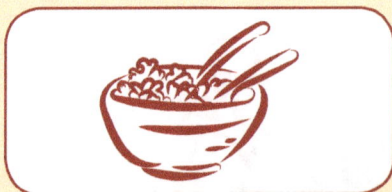

2.4 UITDROGING

Uitdroging, ook wel dehydratie genoemd, betekent dat iemand meer vocht verliest dan door zijn lichaam wordt opgenomen. Dat mensen voldoende vocht binnenkrijgen is om meerdere redenen belangrijk. Bijvoorbeeld voor onze stofwisseling. Het lichaam heeft vocht nodig om afvalstoffen te kunnen afvoeren. De lichaamstemperatuur reguleren is een andere functie van vocht. Zweten kan vervelend zijn, maar daardoor raken mensen wel overtollige warmte kwijt.

Onvoldoende drinken is slecht voor de gezondheid. Je kunt sneller moe worden, en je kunt eerder jeuk of andere huidklachten krijgen, omdat je huid vocht nodig heeft om in goede conditie te blijven. Het risico op nieraandoeningen en blaasontstekingen neemt toe als je te weinig drinkt. Als mensen uitgedroogd raken kan dat zelfs levensbedreigend zijn. Met name ouderen lopen dat risico. Zij hebben vaak al een lagere weerstand. Ouderen, en dus ook mensen met dementie, zijn meer vatbaar voor uitdroging, omdat het dorstgevoel (aangestuurd door de hersenen) afneemt na het 65ste levensjaar. 65-plussers merken dus minder snel dat ze dorst hebben. Ze eten ook minder, waardoor ze minder vocht uit voeding binnenkrijgen. Hun nieren functioneren over het algemeen ook minder

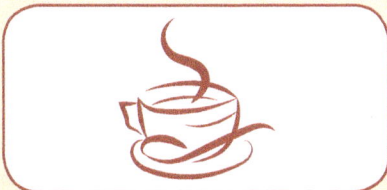

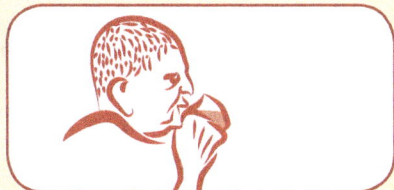

goed, dus heeft hun lichaam meer vocht nodig om afvalstoffen te kunnen afvoeren.

Minimaal 1,5 liter per dag drinken is het algemene advies van de Gezondheidsraad. 65-plussers moeten iets meer drinken: 1,7 liter vocht per dag, dat is ongeveer één glas water meer.

Omdat het voor ouderen gevaarlijk is als ze te weinig drinken, is het heel belangrijk om uitdroging op tijd te herkennen. Als iemand een of meerdere van onderstaande verschijnselen heeft, kan het zijn dat hij te weinig drinkt:
► droge mond;
► droge tong;
► jeuk en huidinfecties;
► hoofdpijn;
► duizeligheid;
► misselijkheid;
► onrust;
► vermoeidheid, slechte concentratie;
► weinig urine, donker gekleurde urine (vaak is er dan al sprake van uitdroging).

Manieren om mensen met dementie te helpen met drinken zijn onder meer:
► Op tijd signaleren dat mensen moeite hebben met drinken (zie bijvoorbeeld bovenstaande verschijnselen).
► Mensen aan het drinken herinneren en hen stimuleren om te drinken (korte, duidelijke aanwijzingen geven, zoals 'pak het glas' en 'neem een slok').

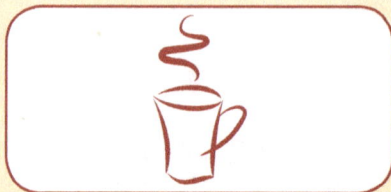

- ► Ervoor zorgen dat mensen met dementie de hele dag kleine hoeveelheden drinken, dat is beter dan alleen twee of drie grote glazen.
- ► Flesjes water in verschillende kamers neerzetten kan helpen, omdat mensen aan water herinnerd worden, maar let op dat ze geen water drinken dat al dagen oud is.
- ► Meer vochtrijke voeding laten eten, zoals soep, fruit en waterijsjes.

Tijdens warme dagen is het extra belangrijk om in de gaten te houden of mensen met dementie voldoende drinken.

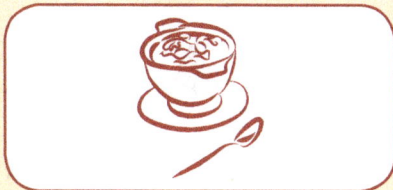

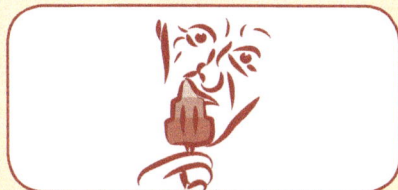

2.5 KWALITEIT VAN LEVEN

Dat eten en drinken ook voor mensen met dementie belangrijk is voor de kwaliteit van leven zal geen verrassing zijn. Bij eten en drinken wordt er niet alleen gegeten en gedronken, er wordt gelachen, er worden verhalen verteld en emoties worden gedeeld. In een restaurant genieten mensen van een gezellig samenzijn, van de ambiance en van de verrassende gerechten die op tafel komen. Een maaltijd met een goed glas wijn (of sinaasappelsap) kan een ideale manier zijn om te ontspannen.

Mensen met dementie genieten net als iedereen graag van eten en drinken. Natuurlijk is hun plezier tijdens eten en drinken vaak minder zichtbaar, maar dat betekent niet dat het plezier er niet kan zijn. Mensen met dementie hebben minder mogelijkheden om van het leven te genieten. Ze zijn minder mobiel, hebben meer moeite met dagelijkse handelingen en hebben te maken met allerlei moeilijke situaties. Eten en drinken biedt nog wel de mogelijkheid om te genieten. Een lekkere maaltijd, al dan niet met allerlei andere mensen om hen heen, kan een van de hoogtepunten zijn van hun dag. Dat mensen met dementie zo lang mogelijk, en zolang dat veilig kan, nog kunnen koken en boodschappen doen, is ook waardevol, omdat velen zich daardoor meer mens blijven voelen.

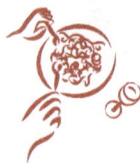

Heather Keller, professor Nutrition and aging aan de Universiteit van Waterloo (Canada), heeft veel onderzoek gedaan naar het belang van voeding op de kwaliteit van leven van mensen met dementie. Meerdere van haar onderzoeken tonen dat belang aan.

Het artikel *Honouring identity through mealtimes in families living with dementia*, in augustus 2010 verschenen in Journal of Aging Studies, beschrijft de eerste resultaten van een onderzoek naar ervaringen en betekenis van maaltijden. Keller en haar collega's interviewden 27 families waarvan minimaal één iemand in een beginnend stadium van dementie zat.

De maaltijden en de activiteiten om de maaltijden heen bleken heel belangrijk voor mensen met dementie en hun naasten; ze voelen zich zelfbewust, hebben zelfvertrouwen en voelen dat ze van belang zijn. Een geïnterviewde die dementie heeft vertelde bijvoorbeeld dat ze blij was dat ze nog mocht koken, weliswaar met hulp, want zonder dat koken zou ze zich waarschijnlijk een minder mens voelen.

Het artikel *Mealtimes and being connected in the communitybased dementia context*, maakt duidelijk dat eten en drinken waardevol is voor mensen met dementie en hun naasten, omdat ze met elkaar kunnen praten en elkaar kunnen helpen. Daarmee bevordert eten en drinken de relatie tussen mensen met dementie en hun naasten. 'Je zit aan tafel, kijkt elkaar in de ogen, iets wat je waarschijnlijk de hele dag niet gedaan hebt, en ineens kun je over alles praten', aldus een geïnterviewde. Tijdens eten en drinken wordt bijvoorbeeld veel gepraat over activiteiten en interesses, en daardoor voel je je weer onderdeel van elkaars leven, vertelt een andere geïnterviewde.

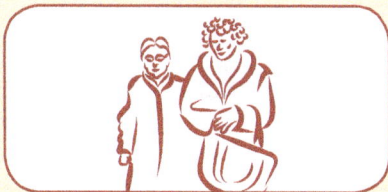

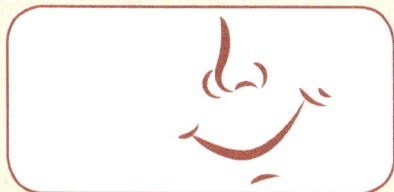

Hoofdstuk 3.
ALGEMENE ADVIEZEN

In dit hoofdstuk staan adviezen die voor mensen met dementie, naasten en zorgprofessionals handig zijn. Een overzicht van inspirerende projecten op het gebied van eten en drinken staat ook in dit hoofdstuk. Na dit hoofdstuk volgt een hoofdstuk met meer specifieke adviezen, eerst voor mensen met dementie, daarna voor naasten, en tot slot voor zorgprofessionals.

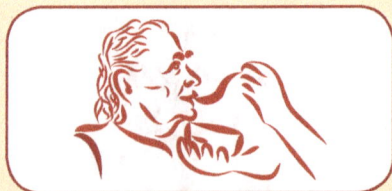

3.1 Tips van Alzheimer Nederland

Alzheimer Nederland is een organisatie voor mensen met dementie en hun omgeving. Alzheimer Nederland geeft hulp en informatie aan mensen met dementie, aan naasten en aan zorgprofessionals. Op haar website, www.alzheimer-nederland.nl, staan tips voor het herkennen en voorkomen van uitdroging en ondervoeding. De tekst is vooral gericht op zorgprofessionals en naasten, maar ook mensen met dementie zelf kunnen veel hebben aan de informatie. We bedanken Alzheimer Nederland voor het mogen delen van hun praktische tips in dit boekje.

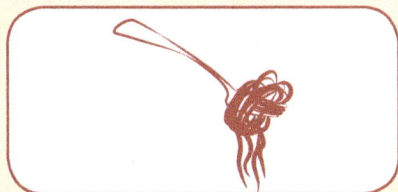

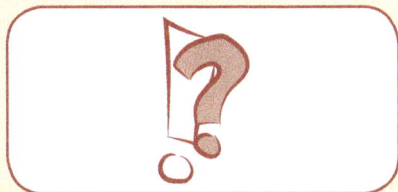

Tips van Alzheimer Nederland voor voorkomen van ondervoeding

Verminderde eetlust door:

▶ Vermoeidheid.
Het voltooien van een volledige maaltijd kan te vermoeiend zijn.
  » Snacken is bij vermoeidheid vaak beter dan vaste maaltijden op gezette tijden. Zorg dat er allerlei gezonde snacks en borrelhapjes voor het grijpen staan. Denk aan kaas, worst, gepelde noten, worteltjes, druiven enz.

▶ Weinig bewegen.
  » Meer bewegen kan de eetlust opwekken.

▶ Constipatie; verstopping/moeizame stoelgang, die kan leiden tot een opgeblazen gevoel of misselijkheid. Ook bepaalde medicijnen kunnen zorgen voor maag- darmklachten.
  » Vezelrijk eten, voldoende bewegen en voldoende drinken kan constipatie verminderen.
  » Raadpleeg een arts wanneer constipatie langere tijd voorkomt. Hij kan medicatie voorschrijven tegen de klachten of misschien medicatie met bijwerkingen vervangen.

▶ Verandering van smaak. Doordat de dementie de hersenen beschadigt, kunnen voorkeuren veranderen.
  » Probeer eens sterkere smaken of extra zoet eten.
  » Fruit kan een alternatief zijn voor (veel) zoet eten.
  » Voeg suiker of honing aan voedsel toe. Dit kunt u ook proberen bij voedsel dat normaal niet gezoet wordt.
  » Serveer zoete sausen bij maaltijden.

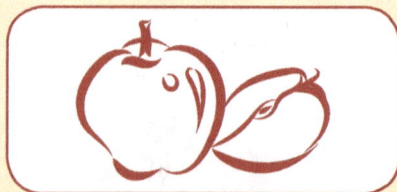

» Probeer af te wisselen met eten. Ook voedsel dat nooit eerder werd gegeten kan in de smaak vallen.

▶ Niet lekker vinden van een maaltijd.

» Gebruik eten dat veel smaak heeft, kleurrijk is en veel geur heeft. Het prikkelen van de zintuigen kan de eetlust versterken.

» Geef eten waarvan u weet dat iemand het lekker vindt.

» Probeer verschillende soorten eten. Denk bijvoorbeeld aan milkshakes of smoothies van gepureerde fruit- en/of groentesoorten.

» Onthoud mensen geen toetje als de hoofdmaaltijd niet of nauwelijks werd aangeraakt. Misschien heeft iemand wel zin in zoet.

» Koud eten verliest veel aantrekkingskracht. Geef een maaltijd in delen of verwarm eten opnieuw in de magnetron.

▶ Omgeving die afleidend is of juist stress veroorzaakt.

» Laat iemand eten waar hij/zij zich comfortabel voelt. Als bijvoorbeeld schaamte over verminderde vaardigheden een rol speelt, ga dan eens eten zonder anderen erbij.

» Probeer ook enige afleiding aan tafel, zoals achtergrondmuziek, een gesprekje of met meerdere mensen gaan eten.

» Vermijd stressvolle situaties. Als eten niet lukt zoek dan naar creatieve oplossingen.

» Maak u niet druk over eventueel morsen van eten. Voldoende eten is belangrijker dan netjes eten.

▶ Niet opgewekte eetlust.

» Meehelpen met het bereiden van eten, kan de eetlust opwekken. Denk bijvoorbeeld aan meehelpen met de boodschappen, schillen van aardappelen of het smeren van brood.

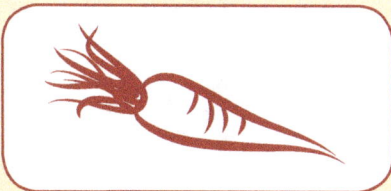

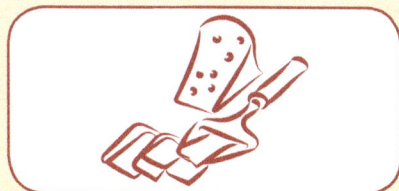

COGNITIEVE PROBLEMEN, zoals:

▶ Niet meer herkennen van eten en drinken.
  » Bereid maaltijden die bekend zijn, iemand kan exotisch eten misschien niet als voedsel herkennen.
▶ Moeite met het gebruik van bestek.
  » Geef eten via 'hapjes' die zonder bestek te eten zijn. Bijvoorbeeld een klein pasteitje, broodjes, fruitpartjes, groenten, worstjes, kaas en quiches.
  » Als eten met mes en vork moeilijk gaat, snij het eten dan zodat het met een lepel gegeten kan worden.
▶ Concentratieproblemen (voltooien van een maaltijd).
  » Geef het eten in kleine porties, zodat een maaltijd beter vol te houden is.
  » Herinner iemand eraan om de mond open te doen, wanneer dit nodig is.

FYSIEKE PROBLEMEN, zoals:

▶ Moeite met vasthouden van bestek, glas of beker.
  » Als eten met mes en vork moeilijk gaat, snij het eten dan zodat het met een lepel gegeten kan worden.
  » Help iemand met het begeleiden van bestek naar de mond, wanneer dat moeilijk gaat.
  » Probeer gerechten waar geen bestek voor nodig is, zoals een klein pasteitje, broodjes, fruitpartjes, groenten, worstjes, kaas en quiches.
  » Bespreek met een ergotherapeut de mogelijkheden van aangepast bestek en anti-lek bekers.

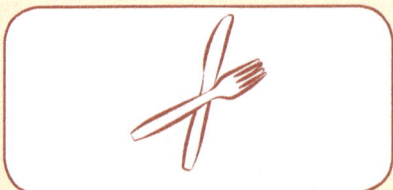

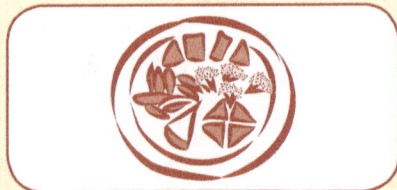

- ▶ Problemen met slikken.
  - » Vermijd 'droog' voedsel zoals biscuitjes of popcorn.
  - » Zorg dat iemand wakker en alert is, wanneer hij gaat eten of drinken.
  - » Zorg dat iemand goed zit of goed in bed ligt om te kunnen eten. Eventueel kunt u via uw arts een consult van een fysiotherapeut vragen.
  - » Vraag de arts of een logopedist kan helpen bij de bestrijding van slikproblemen.
- ▶ Problemen met kauwen of vergeten te kauwen.
  - » Als iemand moeite heeft met kauwen probeer dan zachtere etenswaren als ei of gepofte appel voordat u over gaat op gepureerd voedsel.
  - » Als u voedsel gaat pureren. Zoek dan advies van een diëtist over het behoud van voedingswaarde en smaak.
  - » Maak maaltijden niet te lang, maar verdeel meerdere korte maaltijden over de dag.
- ▶ Pijn aan tanden, tandvlees, of door een slecht zittend kunstgebit.
  - » Verzorg het gebit goed en laat het gebit of het kunstgebit regelmatig controleren.

PROBLEMEN MET ZINTUIGEN, zoals:
- ▶ Gevoel voor warmte kan verloren gaan.
  - » Zorg dat eten niet te warm is, zodat iemand zich niet verbrandt.
- ▶ Gezichtsvermogen.
  - » Zorg voor kleurrijk eten en een goed verlichte ruimte.
  - » Vermijd borden met drukke patronen.
  - » Zorg voor een goed contrast tussen bord en het voedsel, zodat het voedsel extra opvalt.

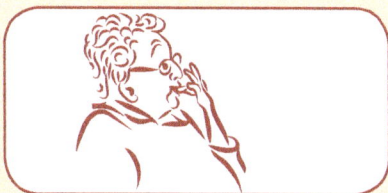

▶ Gehoorproblemen.

» Probeer altijd oogcontact te houden wanneer u iets uitlegt over het eten. Praat met uw handen, gezicht en ogen. Let ook op de toon van uw stem. U krijgt vaak een beter contact als u zijn hand vasthoudt.

» Als hij niet meer kan praten en u niet meer begrijpt, kunt u met lichaamstaal contact houden.

GEDRAGSPROBLEMEN, zoals:

▶ Tijdens een maaltijd kan iemand boos worden, eten uitspugen of voedsel weigeren.

» Probeer te achterhalen wat de oorzaak is van het gedragsprobleem. Vindt iemand het eten niet lekker, voelt hij zich opgejaagd, schaamt hij zich dat hulp nodig is of vindt hij de omgeving niet prettig.

» Het kan een hele uitdaging zijn om hierachter te komen, zeker als iemand moeite heeft om woorden te vinden.

» Wanneer communicatie lastig is, probeer dan door lichaamstaal of oogcontact de oorzaak van de onrust te achterhalen.

» Laat iemand zoveel mogelijk zelf eten, ook al duurt dat vaak langer.

» Dwing iemand niet om te eten, maar wacht tot iemand is gekalmeerd.

» Bedenk dat dit gedrag geen opzettelijk gedrag is of een persoonlijke aanval.

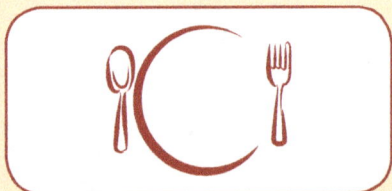

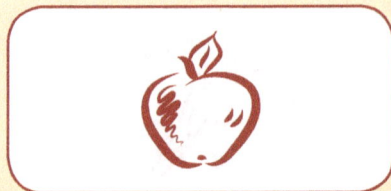

Tips van Alzheimer Nederland om uitdroging te voorkomen

▶ Serveer altijd drinken wanneer iemand eet.

▶ Gebruik een helder glas zodat iemand kan zien wat hij drinkt, of gebruik een felgekleurde beker om de aandacht te trekken.

▶ Geef, wanneer mogelijk, iemand het glas meteen in de hand.

▶ Zet drinken binnen het blikveld.

▶ Iemand een glas drinken geven betekent niet dat het wordt opgedronken.

▶ Een leeg glas betekent niet altijd dat iemand heeft gedronken. Het kan door iemand anders zijn opgedronken, weggegooid of gemorst zijn.

▶ Wanneer het gezichtsvermogen beperkt is, vertel dan waar het drinken staat en wat het is.

▶ Bied gedurende de dag verschillende soorten dranken (warm en koud) aan.

▶ Voedsel dat veel vloeistof bevat kan helpen om in de dagelijkse behoefte te voorzien. Bijvoorbeeld fruit, pap, yoghurt, vla of ijs.

Het artikel met daarin de tips van Alzheimer Nederland werd geschreven naar aanleiding van het rapport 'Voeding en dementie' van de internationale koepelorganisatie 'Alzheimer's Disease International' (ADI).

Het rapport is te downloaden via de link http://www.alz.co.uk/nutrition-report.

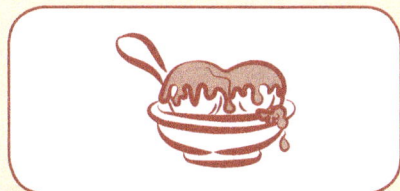

3.2 BELANGRIJKE UITGANGSPUNTEN

Door onderstaande uitgangspunten toe te passen kunnen mensen met dementie meer genieten van eten en drinken.

Gezondheid is veel meer dan voeding

Dit boekje wijst weliswaar op het belang van eten en drinken, maar wel in de context van alles wat er in iemand zijn leven gebeurt. Iemand kan nog zo fijn eten en drinken, als diegene niet voldoende beweegt, of zich eenzaam voelt, is er toch nog een hoop te verbeteren. Als het om hulp geven gaat, en als het om iemand de regie geven gaat, hoort alles bij elkaar te komen: een prettige maaltijd, een gezond voedingspatroon, voldoende beweging, gezellig samenzijn, ruimte voor emoties, een veilige omgeving, sociale contacten en ook ruimte om alleen te zijn, persoonlijke aandacht, en de mogelijkheid voor mensen met dementie om dat te doen waar ze passie voor hebben.

Aansluiten bij eigen gewoonten

Mensen kunnen allerlei eigen gewoonten hebben bij eten en drinken. Denk bijvoorbeeld aan: eerst het vlees dan het groente (of andersom), bidden voor

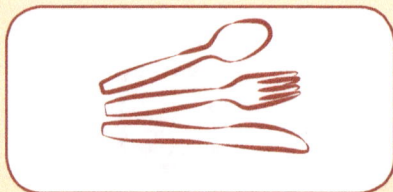

het eten, per se met bestek willen eten, graag een glas water bij het eten, liever alleen eten, voorkeur voor bepaalde soort eten en/of drinken, op een bepaalde tijd willen eten. Maak eten en drinken zo persoonlijk mogelijk, door zoveel mogelijk rekening te houden met wat iemand zelf prettig vindt.

Rust creëren

Wat voelt prettiger, eten en drinken in een ontspannen omgeving, of haastig een boterham naar binnen proppen in een volle trein? Soms is dat laatste de enige optie, maar rust maakt eten en drinken veel fijner. Voor mensen met dementie is rust extra belangrijk, omdat zij al minder makkelijk kunnen omgaan met prikkels. Rust creëren betekent: medicatie niet tijdens maar al ruim voor de maaltijd geven, zorgen dat er zo min mogelijk andere dingen gebeuren als mensen eten of drinken, mensen ruim de tijd geven, mee-eten met mensen met dementie, andere voorwerpen van tafel laten.

Sommige mensen met dementie zullen tijdens een gezamenlijke maaltijd opstaan van tafel. Het heeft geen zin om daar tegenin te gaan. Als andere mensen zich eraan storen, is het verstandig om de mensen die zich eraan storen meer persoonlijke aandacht te geven, en uit te leggen dat iedereen andere behoeften heeft.

Experimenteren

Dementie is een onvoorspelbare ziekte. Daarom is experimenteren met eten en drinken belangrijk. Als er een moment is dat iemand duidelijk moeite

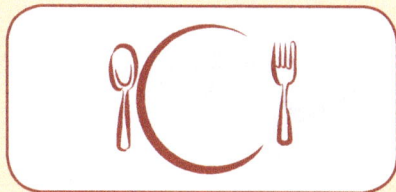

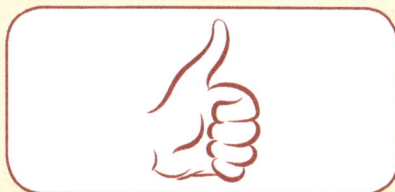

heeft met eten en drinken, of bijvoorbeeld onrustig wordt, kan dat een signaal zijn om iets anders te proberen. Bijvoorbeeld: een andere omgeving, een ander soort eten of drinken (misschien zelfs iets dat iemand nog nooit gegeten heeft), meer/andere activiteiten, of hulpmiddelen zoals speciaal bestek voor mensen met dementie, of fingerfood. Diëtisten en logopedisten kunnen daarover adviezen geven.

Eten en drinken als activiteit

Door al in de ochtend uit te leggen wat iemand vandaag gaat eten en drinken, en wat daarvoor nodig is, gaan de maaltijden meer leven. Eten en drinken kan een waardevol onderdeel zijn van activiteiten. Zorg dat iemand bij het eten betrokken wordt. Nodig iemand met dementie uit om bij of in de keuken te zijn als er gekookt wordt, zodat diegene geprikkeld wordt door de geuren en de handelingen (uiteraard alleen als dit veilig kan).

Door het jaar heen zijn er allerlei momenten waarop leuke dingen met eten en drinken gedaan kunnen worden. Bijvoorbeeld: de eerste haring, de eerste aardbeien, het aspergeseizoen, overgang van de winter naar de lente, oogsttijd, enzovoort. Speciale themadagen organiseren kan door eten en drinken aan te bieden uit verschillende landen, en daar bijvoorbeeld passende muziek bij te draaien, of mensen uit te nodigen die vertellen over de cultuur van dat land.

Momenteel is het zelf verbouwen van groenten heel populair, in diverse gemeenten worden buurtmoestuinen opgezet. Misschien zijn er wel moestuinen in de buurt waar mensen met dementie een uitstapje naar

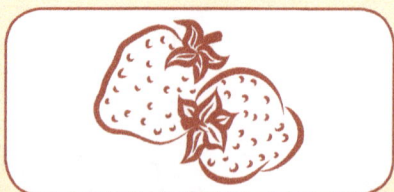

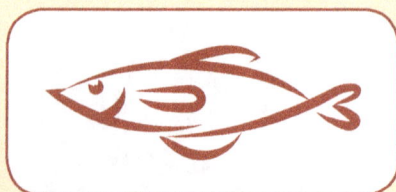

kunnen maken. Door op Google te zoeken op het woord 'buurtmoestuin' en de naam van hun woonplaats, kunnen mensen daar snel achter komen.

Herinneringen ophalen

Eten en drinken brengt herinneringen met zich mee. Vrijwel iedereen heeft wel dierbare herinneringen aan de kookkunst van moeder (of vader), en aan speciale momenten met zijn of haar geliefde. Veel mensen die dementie hebben, hebben de tijd nog meegemaakt dat de melkboer, de groenteboer en de bakker aan huis kwamen. Sommigen werkten zelf in de visserij. Met dat soort informatie is ook veel te doen, bijvoorbeeld door vragen te stellen over iemand zijn jeugd, als het eten en drinken op tafel komt. Als mensen met dementie uitgenodigd worden om te praten over hun leven, zullen ze zich meer gewaardeerd voelen. Voor hun zelfbeeld is dat heel prettig.

Herinneringen aan ervaringen oproepen kan op meerdere manieren: door vragen te stellen, door een levensboek te maken van de herinneringen van mensen, en bijvoorbeeld ook door smaken en geuren te gebruiken. Geuren zijn zelfs 'kampioen herinneren', vindt Cretien van Campen, psycholoog, kunsthistoricus en auteur van de boeken *Gekleurd Verleden* en *The Proust Effect*, waarin hij verhalen schrijft over het geheugen van de zintuigen. In een interview op www.scientias.nl vertelt Van Campen waarom de zintuigen intense herinneringen kunnen oproepen. Het artikel is te lezen via www.scientias.nl/geur.

Marcel Proust, een schrijver van korte verhalen, romans en essays, beschrijft in zijn roman *Op zoek naar de verloren tijd* hoe een simpel Madeleinecakeje

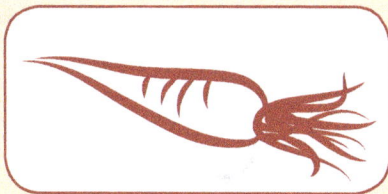

mensen kan terugbrengen naar hun jeugd. De hoofdpersoon doopt het cakeje in de bloesemthee, neemt een hapje en krijgt langzaam allerlei herinneringen terug aan zijn leven in het dorpje Illiers-Combray, waar hij tijdens zijn jeugd veel tijd doorbracht met zijn oudtante.

Wat bij de hoofdpersoon van Proust gebeurde, kan ook gebeuren bij mensen met dementie. Een kopje koffie, een stukje appeltaart, een stukje chocolade en drop bevatten geuren waar veel mensen warme gevoelens bij hebben. De geuren zijn natuurlijk op te roepen door koffie te zetten of appeltaart te bakken. Geuroliën kopen is een andere optie. Op www.dementie-winkel.nl zijn diverse producten te bestellen die kunnen helpen bij het ophalen van herinneringen, waaronder verschillende geuroliën. Geuren van eten en drinken zijn te bestellen, evenals geuren van bijvoorbeeld gemaaid gras, de zee, en Engelse rozen. Kijk voor de mogelijkheden op http://www.dementie-winkel.nl/bekende-geuren.

Balans vinden: visueel, maar niet te

'Maak het visueel' wordt vaak gezegd als het over eten en drinken bij dementie gaat. Inderdaad is het voor mensen met dementie fijn als de aankleding fraai is, met een tafelkleed, en mooie borden en bekers. Te visueel is ook weer niet goed. Wat is te visueel? Sommige mensen geven mensen met dementie borden met allerlei kleuren, of gebruiken een tafelkleed of placemat met heel veel versieringen erop. De bedoeling is goed, alleen kan het zijn dat mensen met dementie daardoor te veel prikkels krijgen. Daarom is de balans vinden zo belangrijk: liever een effen bord, dat contrasteert met het eten op het bord. Rood is voor het servies van mensen

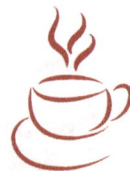

met dementie een handige kleur, omdat groente (meestal groen), vlees (bruin) en aardappels (geel) dan makkelijk te zien zijn, en mensen niet afgeleid raken. Sommige diëtisten adviseren om een wit bord te gebruiken, met een gekleurde rand (rood of blauw) omdat dan de focus op het midden van het bord ligt (op het eten dus).

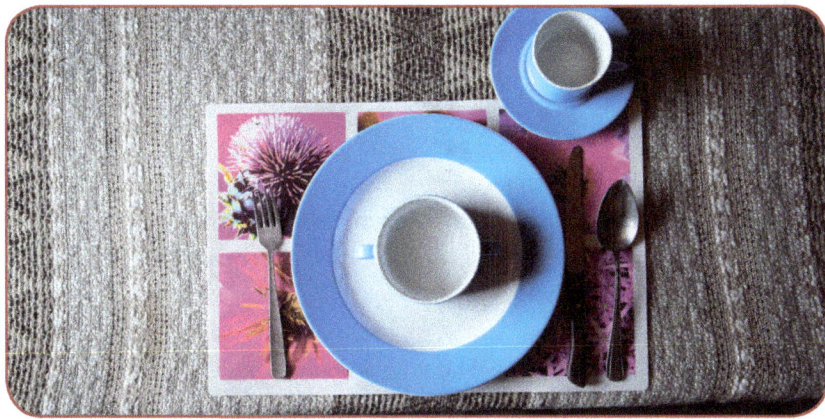

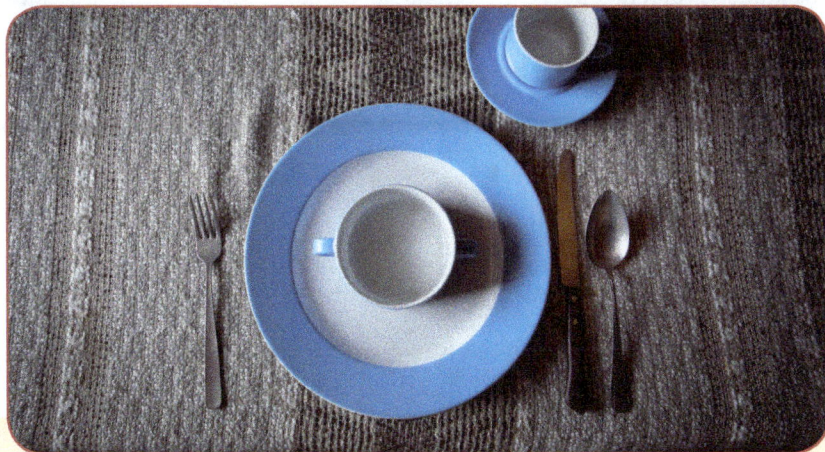

Het bord zonder placemat dient als voorbeeld hoe het eten en drinken visueel gemaakt kan worden. Het bord met placemat is te visueel en dit geeft te veel prikkels.

Houd het simpel

Eten en drinken kan ingewikkelde vragen met zich meebrengen, waardoor mensen die willen helpen de neiging kunnen krijgen om veel verschillende dingen uit te proberen. Experimenteren bij dementie is inderdaad, zoals we al schreven, verstandig. Minstens zo belangrijk is echter om de focus te houden op simpele oplossingen. Als mensen moeite hebben met eten en drinken, kijk dan eerst eens wat er mogelijk is met kleine veranderingen. Misschien zit iemand gewoon niet lekker als hij eet of drinkt. Misschien kan een uitstapje iemand al een beter gevoel geven, waardoor hij ook beter gaat eten en drinken. Of wil iemand graag verhalen vertellen over het werk in zijn slagerswinkel? Iets meer persoonlijke aandacht kan veel goeds doen.

Het soort eten en drinken simpel houden is ook verstandig. Lukt het eten van grote stukken bloemkool niet meer? Een zoektocht naar andere maaltijden is dan niet per se meteen nodig. De bloemkool in kleinere stukjes snijden kan al helpen. Aansluiten bij wat mensen prettig vinden, daar gaat het om, en dat lukt het beste als eten en drinken zo simpel mogelijk gemaakt wordt.

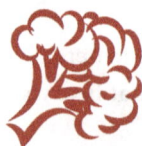

Laat iemand in zijn waarde

Mensen met dementie zijn vaak al veel afhankelijker dan ze willen zijn. Niemand is graag op anderen aangewezen. Eten en drinken kan op verschillende manieren gestimuleerd worden, de beste manier is de manier waarbij mensen zo onafhankelijk mogelijk kunnen zijn.

Een voorbeeld: als iemand met dementie het lastig vindt om zelf te zorgen voor het eten, hoeft dat niet te betekenen dat anderen dat meteen hoeven te doen. Als dat nodig is, hoort dat natuurlijk wel te gebeuren, maar de eerste stap hoort te zijn: kijken of iemand het fijn vindt om zelf voor zijn/haar eten te zorgen en zo ja, te realiseren wat daarvoor nodig is. Bij het bereiden van eten kan iemand met dementie bijvoorbeeld baat hebben bij briefjes met simpele aanwijzingen voor het klaarmaken van eten. Er zijn, gelukkig, heel veel hulpmiddelen en adviezen te vinden waar mensen met dementie veel aan kunnen hebben. Laten we die op de juiste manier gebruiken, door hen de regie over hun eigen leven laten behouden.

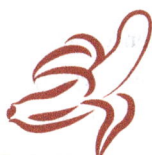

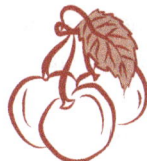

Ervaringsverhaal van Freek Gillissen,
verpleegkundig consulent dementie bij het
Alzheimercentrum VUmc

In zijn rol als verpleegkundig consulent dementie komt Freek Gillissen een grote diversiteit aan vragen tegen van mensen met dementie en hun naasten. Zijn belangrijkste advies, ook als het over eten en drinken gaat: probeer van het leven nog zoveel mogelijk een feestje te maken.

' Veel mensen met dementie die ik hier op het Alzheimercentrum ontmoet zijn nog relatief jong. Bij velen werd de diagnose dementie al gesteld voordat ze 65 werden, bij sommigen zelfs al voordat ze 40 werden. Dementie heeft dan extra veel invloed op de relatie tussen de persoon met dementie en zijn of haar naasten, omdat veel mensen op deze leeftijd nog werken, en bijvoorbeeld een gezin met opgroeiende kinderen hebben. Dat kan tot spanningen leiden.

Je ziet de spanning ook bij het eten en drinken terug. Dezelfde spanning merk ik ook bij naasten van ouderen met dementie. Veel naasten focussen zich vooral op de vraag: krijgt mijn man, vrouw, vader of moeder wel voldoende voedingsstoffen binnen. Dat is begrijpelijk, want natuurlijk wil je graag dat je geliefde zo gezond mogelijk is. Ik adviseer echter vooral om te kijken hoe je een feestje kunt maken van eten en drinken.

Ga op onderzoek uit naar wat mensen lekker vinden en geef mensen dat, ook als het misschien iets minder gezond is. Geef mensen veel mogelijkheden om te eten en te drinken, oftewel laat mensen grazen, zeg ik wel eens. Zet wat vaker koekjes op tafel, geef eens wat vaker een gehaktbal, maak de smaken sterker met specerijen. En als je een gezonde snack zoekt:

waarom niet volkoren biscuits neerzetten? Je hoeft je niet te houden aan drie maaltijden per dag, misschien zijn zes wat kleinere maaltijden per dag voor de persoon met dementie wel prettiger.

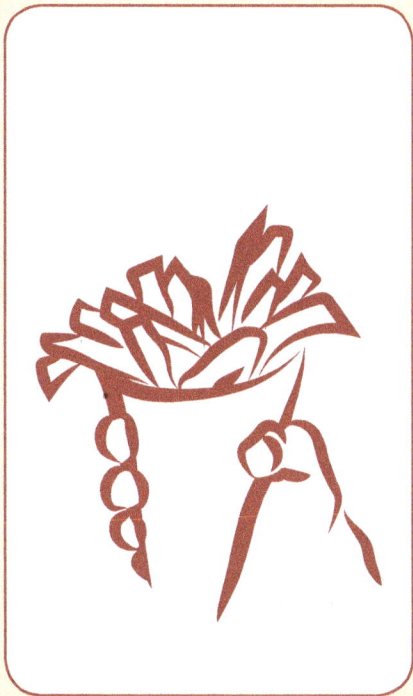

Aansluiten bij de belevingswereld van de persoon met dementie is heel belangrijk. Als het voor iemand fijner is om met zijn handen te eten, laat hem dan gewoon. De strijd aangaan heeft geen zin, laat je eigen conventies los. Probeer je in de ander in te leven en wees daarin creatief.

Je kunt mensen op veel manieren prettiger laten eten en drinken, als je maar experimenteert. Ik heb een dame gezien die blijkbaar altijd graag patat at, en haar andere eten ook kreeg uit patatzakjes, omdat ze dan tenminste nog de associatie met eten maakte. Ik heb ook een man gezien die te weinig dronk, en uiteindelijk kwam iemand op het idee om water in bierflesjes te doen en hem dat aan bieden, omdat hij altijd graag bier dronk. Het gaat erom dat mensen met dementie zoveel mogelijk kunnen blijven genieten, en eten en drinken kan daar echt bij helpen.'

3·3 Richtlijnen goede voeding en Schijf van Vijf

In Nederland is het ministerie van VWS verantwoordelijk voor het opstellen van richtlijnen voor goede voeding. De Gezondheidsraad is een onafhankelijk orgaan dat adviezen publiceert. Het Voedingscentrum geeft voorlichting over voeding en voedsel.

Dit zijn de meest recente Richtlijnen goede voeding, aangeboden door de Gezondheidsraad in november 2015.

Eet volgens een meer plantaardig en minder dierlijk voedingspatroon conform de onderstaande richtlijnen:

▶ Eet dagelijks minimaal 200 gram groente en minimaal 200 gram fruit.
▶ Eet dagelijks minimaal 90 gram bruin brood, volkorenbrood of andere
▶ volkorenproducten
▶ Eet wekelijks peulvruchten.
▶ Eet minimaal 15 gram ongezouten noten per dag.
▶ Neem enkele porties zuivel per dag, waaronder melk of yoghurt.
▶ Eet een keer per week vis, bij voorkeur vette vis.
▶ Drink dagelijks drie koppen thee.
▶ Vervang geraffineerde graanproducten door volkorenproducten.

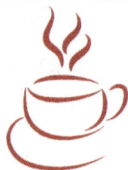

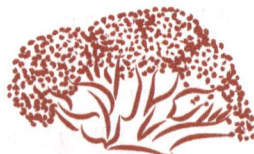

- ▶ Vervang boter, harde margarine en bak- en braadvetten door zachte margarine, vloeibaar bak- en braadvet en plantaardige oliën.
- ▶ Vervang ongefilterde door gefilterde koffie.
- ▶ Beperk de consumptie van rood vlees en met name bewerkt vlees.
- ▶ Drink zo min mogelijk suikerhoudende dranken.
- ▶ Drink geen alcohol of in ieder geval niet meer dan één glas per dag.
- ▶ Beperk de inname van keukenzout tot maximaal 6 gram per dag.
- ▶ Het gebruik van voedingssupplementen is niet nodig, behalve voor mensen die tot een specifieke groep behoren waarvoor een suppletieadvies geldt.

De in maart 2016 door het Voedingscentrum gelanceerde nieuwe Schijf van Vijf is gebaseerd op de adviezen van de Gezondheidsraad. Op de website van het Voedingscentrum, www.voedingscentrum.nl, staan verder deze praktische adviezen bij de Schijf van Vijf:

- ▶ veel groente en fruit;
- ▶ vooral volkoren, zoals volkorenbrood, volkoren pasta en couscous en zilvervliesrijst;
- ▶ minder vlees en meer plantaardig (maximaal 500 gram vlees per week is volgens het Voedingscentrum voldoende);
- ▶ varieer met vis, peulvruchten, eieren, noten en andere vegetarische producten;
- ▶ genoeg zuivel, zoals melk, yoghurt en kaas;
- ▶ een handje ongezouten noten;
- ▶ zachte of vloeibare smeer- en bereidingsvetten;
- ▶ voldoende vocht, zoals kraanwater, thee en koffie.

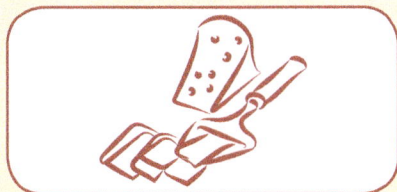

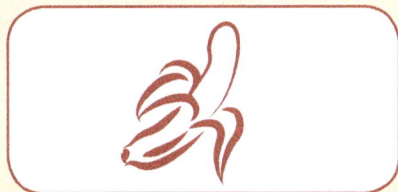

Op www.voedingscentrum.nl kun je meer informatie vinden over hoe je de Schijf van Vijf kunt toepassen (zoek op Schijf van Vijf). Je kunt ook tips lezen over bijvoorbeeld het variëren met groente en fruit.

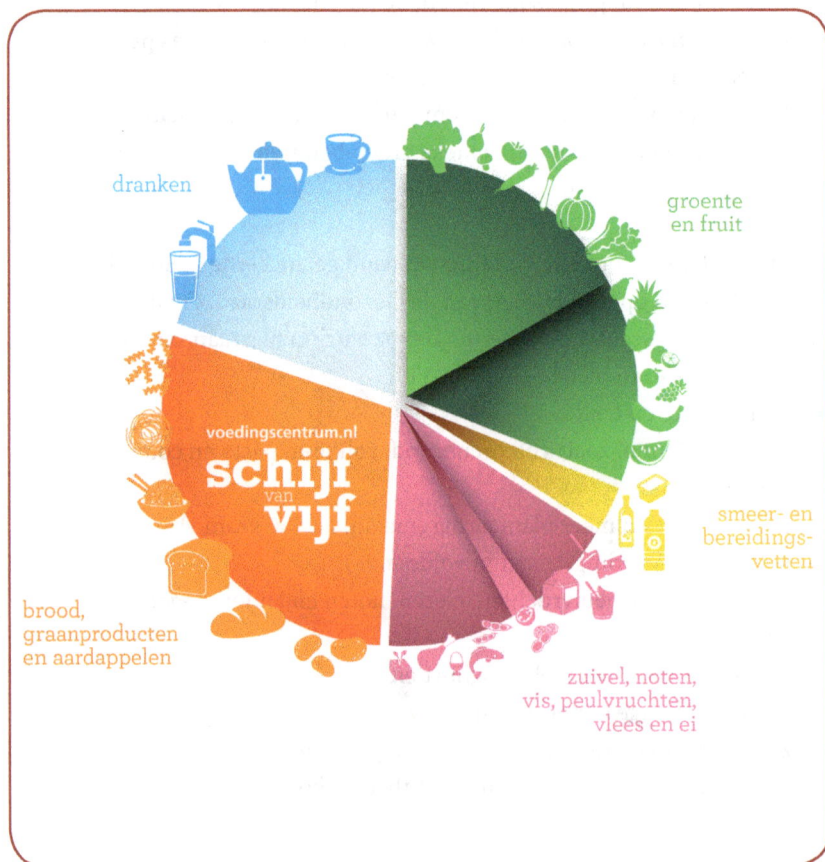

3.4 INITIATIEVEN DIE INSPIRATIE KUNNEN GEVEN

De afgelopen jaren zijn er veel initiatieven gestart om eten en drinken bij dementie te stimuleren. Kennis delen over dementie is heel waardevol, daarom hieronder een overzicht van initiatieven waar lezers inspiratie uit kunnen halen.

Fingerfood

Op steeds meer plekken wordt fingerfood toegepast voor mensen die niet meer goed met bestek kunnen eten. Mensen met dementie hun zelfstandigheid laten behouden is het idee. Ze krijgen stukjes eten die ze relatief makkelijk kunnen herkennen, en eenvoudig met hun handen kunnen eten.

Op internet zijn verschillende voorbeelden te vinden van dit concept. Op www.innovatiekringdementie.nl staat bijvoorbeeld een interview met medewerkers van verpleeghuis De Hoge Weide, met informatie over hoe fingerfood in De Hoge Weide is toegepast. Op dezelfde website staat informatie over het receptenboekje 'Hapklaar Beetgaar', een initiatief van het Vlaamse Woonzorgcentrum Maria Rustoord. In dat boekje staan 20 recepten en adviezen.

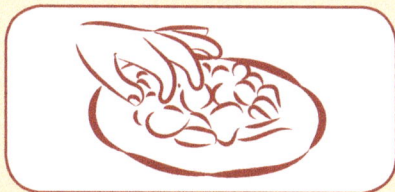

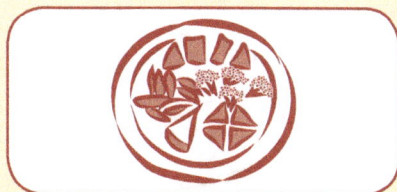

Voor dit boekje hebben we informatie van Rivas Zorggroep mogen gebruiken. Logopediste Emmie Gaasenbeek en diëtiste Heidi Schaffels hebben fingerfood geïntroduceerd bij Rivas Zorggroep, en geven in dit boekje vanaf pagina 92 diverse adviezen over eten en drinken bij dementie. Onderstaande uitgangspunten en voorbeelden van geschikte voeding hebben we aan hen te danken.

Algemene uitgangspunten bij fingerfood

▶ Voeding niet te warm serveren.
▶ Bij gekookte aardappelen en/of groenten: kookduur iets verkorten, zodat de groenten of aardappelen wel gaar zijn maar stevig genoeg om in de hand te pakken.
▶ Houd met het snijden van groenten een formaat aan dat goed in de hand te pakken is (niet te groot, niet te klein).
▶ Houd rekening met de tafelindeling, zorg eventueel voor een tafeltje apart.
▶ Een warmhoudbord voorkomt dat het eten te veel afkoelt als het eettempo te laag ligt.
▶ Zorg voor schone handen voor en na de maaltijd.
▶ Zorg voor korte nagels.
▶ Beslis vooraf op welke eetmomenten fingerfood toegepast wordt, er kan ook gekozen worden voor toepassen bij bepaalde eetmomenten op een dag, of op bepaalde dagen waarop fingerfood gepresenteerd wordt.
▶ Bereid eventueel grotere porties, en vries deze in om op andere momenten te kunnen gebruiken.
▶ Houd rekening met de smaakvoorkeuren van de cliënt.
▶ Zorg voor herkenbaarheid van voedsel.

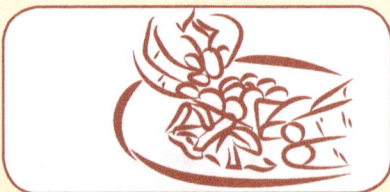

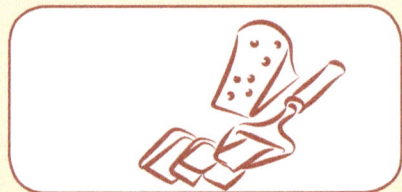

Suggesties fingerfood bij de broodmaaltijd

- boterham in stukjes of reepjes;
- boterham dubbel gevouwen;
- bolletjes brood;
- plak ontbijtkoek;
- tosti;
- omeletpuntjes of blokjes;
- mueslireep uit de hand;
- pap verdunnen met melk zodat het uit een beker te drinken is.

Suggesties fingerfood bij de warme maaltijd

- vlees in handzame stukjes;
- kleine gehaktballetjes;
- plakjes (rook)worst;
- vissticks;
- stukjes gerookte vis;
- gefrituurde snack uit de hand (eventueel gesneden);
- puntjes omelet;
- aardappels in blokjes;
- gebakken aardappeltjes;
- aardappelrozetjes;
- aardappelkoekjes;
- frietjes;
- groenten in stukjes, zoals: worteltjes, boontjes, broccoli, bloemkool, asperges, sla, tomaat, komkommer, rode bietjes;

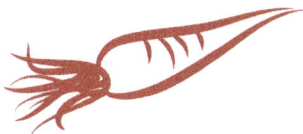

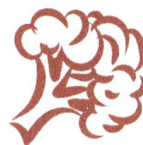

- hartige taart in cupcakevormpjes (voor gebruik vormpje verwijderen) of in blokjes of puntjes gesneden;
- rijstballetjes met vulling;
- lasagneschotel of macaronischotel, stevig genoeg om in blokjes te kunnen snijden;
- plakjes komkommer/tomaat;
- pizza;
- pannenkoeken oprollen/in stukjes;
- poffertjes.

Suggesties fingerfood bij het nagerecht/bij tussendoortjes

- alle soorten fruit die al klein zijn of in kleine stukjes gesneden kunnen worden;
- gedroogd fruit zoals pruimen/abrikozen (zonder pit);
- pap verdunnen met melk (drinkbaar uit beker aanbieden);
- cornet ijs op een hoorntje;
- ijs op een stokje;
- milkshake;
- smoothie;
- pudding in stukjes;
- stukje banaan met chocoladepasta;
- wafeltjes met toefje kwark of slagroom;
- cake blokjes met jam/slagroom;
- blokje kaas/worst.

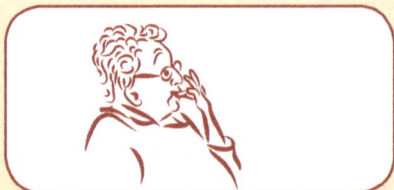

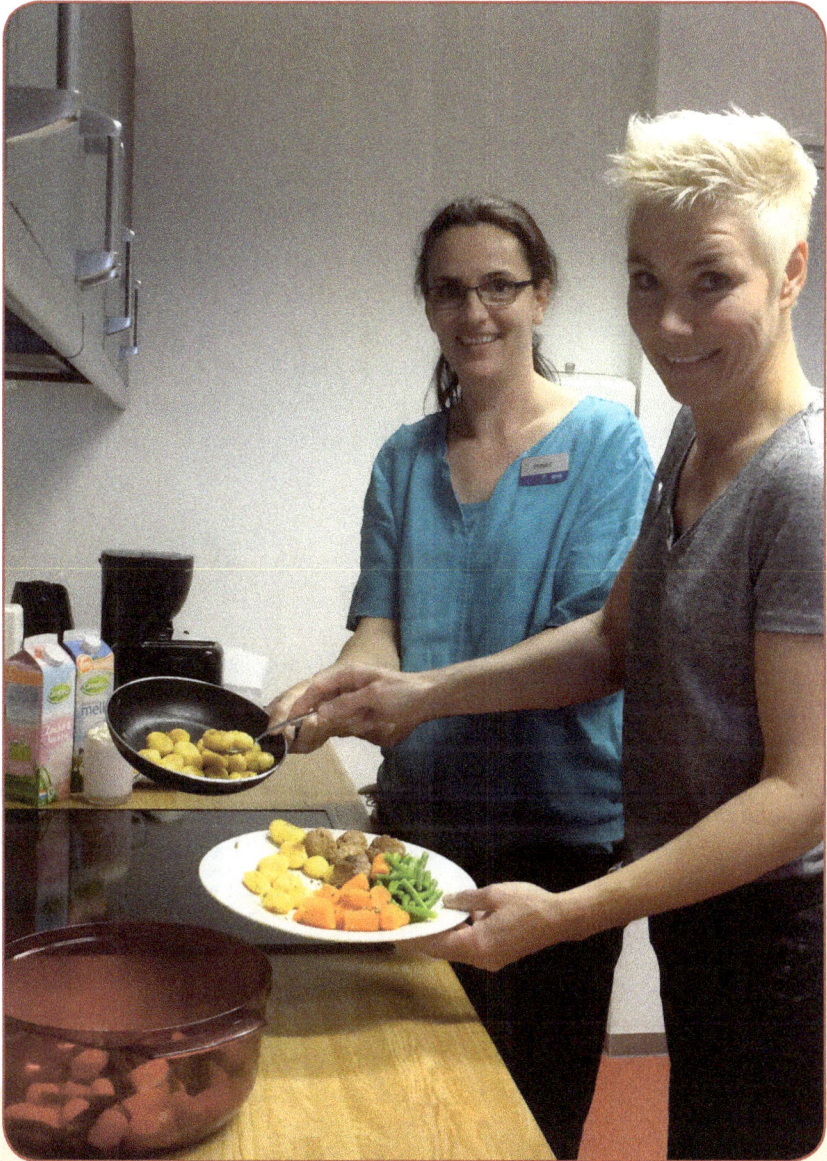

Zorgmedewerkers Emmie Gaasenbeek en Marcella Tsolakidis maken fingerfood klaar.

Tante's kookboek

Nelie Braspenning, diëtiste bij zorgorganisatie tanteLouise-Vivensis, schreef het boek *Tante's kookboek*. In dat boek staan 60 recepten, speciaal afgestemd op ouderen met dementie. Er staan recepten in het boek voor voorgerechten, hoofdgerechten, nagerechten, tussendoor, tijdens de lunch en nostalgische gerechten. Sommige recepten uit Tante's kookboek staan ook in dit boekje, vanaf pagina 132 In het boek staan ook handige tips in voor de bereiding, de ambiance en de gastvrijheid, en er staat een basis ingrediëntenlijst in het boek. Tante's kookboek is te bestellen op de website van tanteLouise-Vivensis, via http://www.tantelouise-vivensis.nl/tanteskookboek.

Zorg voor Beter

Via http://www.zorgvoorbeter.nl/ouderenzorg/Vindplaats-Eten-drinken.html is veel informatie te vinden over het stimuleren van eten en drinken. Zorg voor Beter biedt op de website praktische adviezen bij allerlei problemen, zoals slikproblemen, ondervoeding, uitdroging en overgewicht. Richtlijnen, handreikingen, hulpmiddelen en adviezen om de nieuwe Schijf van Vijf te gebruiken staan ook op de website. Bovendien verschijnen er regelmatig nieuwsberichten en ervaringsverhalen op de website van Zorg voor Beter.

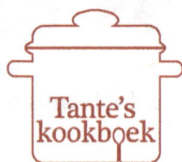

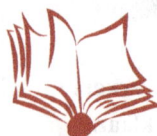

Kookmagazine Etenstijd

Het kookmagazine Etenstijd is ontwikkeld door medewerkers van De Globe, een kleinschalige woonvorm in Nijmegen, in samenwerking met professionele bladenmakers. Het magazine zelf is gemaakt voor intern gebruik, de website http://etenstijdmagazine.blogspot.nl is wel een handige informatiebron. Op deze website staan handige artikelen over het stimuleren van eten en drinken. Zoals artikelen over wat je met vlees kunt doen, hoe je herinneringen kunt ophalen, het bereiden van vergeten groenten (zoals venkel en spitskool), de kracht van muziek, en het omgaan met slikproblemen. Deze artikelen zijn op de website te vinden onder de knop Kennisdeling. Nieuwe artikelen lijken er helaas niet meer te komen (de laatste blog is van mei 2013).

Toolkit Zorg zelf voor Beter Eten & Drinken

De toolkit Zorg zelf voor Beter Eten & Drinken kan vooral voor zorgorganisaties handig zijn. Het is een koffer met diverse praktische tools waaronder het spel 'Smaken verschillen', ervarings- en focuskaarten, miniposters en de actieklapper met instrumenten om de zorg rondom eten en drinken succesvol te verbeteren. De toolkit is ontwikkeld naar aanleiding van de ervaringen met de Zorg voor Beter Verbetertrajecten Eten en Drinken. 62 verpleeg- en verzorgingshuizen namen deel aan deze verbetertrajecten. De toolkit is te bestellen op www.vilanswebwinkel.nl.

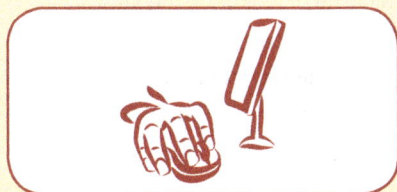

Ervaringen van Heidi Schaffels,
diëtiste bij Rivas Zorggroep en bij ASVZ

Samen met logopediste Emmie Gaasenbeek en andere collega's past Heidi het concept fingerfood toe voor cliënten van Rivas Zorggroep. Heidi vertelt over haar ervaringen met fingerfood, en over andere manieren om eten en drinken te stimuleren. Ze benadrukt hoe belangrijk het is dat mensen met dementie individuele aandacht krijgen.

'   Een cliënt kreeg van zijn vrouw een schaaltje fruit aangeboden, met een vorkje. Hij wilde niet eten. We hebben vervolgens het schaaltje voor hem neergezet, en hij begon spontaan met zijn handen het fruit te pakken. Zijn vrouw was heel verbaasd. Dat deed hij vroeger nooit, zei ze tegen me. Zoiets maak ik vaker mee. Vaak zijn het de familieleden die moeten wennen als iemand met zijn handen begint te eten. Dit is logisch, want zij kennen de persoon al tientallen jaren. Maar je ziet dat mensen met dementie bewust kiezen om met de handen te eten. En daar gaat het om: wat willen zij, en hoe kan iemand nog zoveel mogelijk genieten. Mensen met dementie kunnen veranderen, laten we ons dat allemaal bewust zijn.

Zorgprofessionals en mantelzorgers moeten, als ze fingerfood willen gebruiken, samen heel goed afwegen hoe ze dat willen doen. Bij welke maaltijd wil je het proberen? Een broodmaaltijd is makkelijk, je kunt gewoon alle soorten brood nemen, en alle soorten beleg. Eventueel haal je de korstjes er af. Bij een warme maaltijd komt meer kijken. Hoe gaar moet het eten zijn? Eten moet vaak ook niet te gaar zijn, anders knijpen mensen het misschien fijn.

Heel veel soorten warm eten zijn geschikt voor fingerfood. Belangrijk is om te onthouden dat elk soort eten een eigen aanpak vraagt. Lasagne of macaroni kan prima werken, zolang het maar een stevige schotel is die in blokjes gesneden kan worden. De saus kan een zorgprofessional of familielid het beste apart aanbieden.

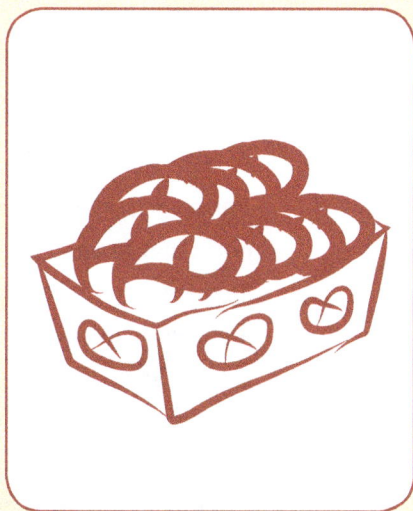

Eten en drinken stimuleren hoort zo individueel mogelijk te gebeuren. Sommige mensen hebben baat bij fingerfood, andere mensen hebben meer behoefte aan andere hulp. Dat mensen met dementie de eigen regie houden, daar gaat het om. Natuurlijk is gezondheid belangrijk, daarom kijkt een diëtist ook uitgebreid naar wat iemand eet, hoe iemand zich voelt en wat er gebeurt als iemand probeert te eten of te drinken. Maar dat iemand kan genieten is nog belangrijker dan gezondheid. Stel dat iemand een nasischijf lekker vindt of graag koekjes of chocolade eet, dan hoort dat gewoon te kunnen.

In feite betekent eten en drinken stimuleren bij dementie continu meebewegen met degene met dementie. Dat betekent bijvoorbeeld ook goed kijken waar iemand graag eet of drinkt. Sommige mensen willen graag veel zien tijdens een maaltijd, andere mensen hebben veel meer rust nodig. Sommige mensen zijn heel kritisch op eten en drinken: het moet per se dat merk hagelslag zijn, of die soort koekjes. Wij, de zorgprofessionals en de mantelzorgers, horen ons aan te passen aan mensen met dementie. Want mensen met dementie kunnen zich niet aanpassen aan ons.'

Adviezen van Emmie Gaasenbeek,

logopedist bij Rivas Zorggroep

Ruim een jaar zijn Emmie Gaasenbeek en haar collega's bezig met fingerfood. De logopediste vertelt over de meerwaarde van fingerfood en geeft adviezen voor mensen die ook fingerfood willen gebruiken. Ook legt ze uit hoe kauw- en slikproblemen te herkennen zijn, en wat aan die problemen te doen valt.

' We zijn gestart met fingerfood omdat we mensen met dementie zoveel mogelijk invloed willen laten houden op hun eigen leven. Sommige mensen met dementie kunnen niet meer met bestek eten, toch horen ook zij de mogelijkheid te krijgen om eten zelf te pakken. Fingerfood past goed binnen die ambitie.

We houden het concept zo simpel mogelijk: aansluiten bij wat iemand normaal al graag eet, en kijken of en hoe dat in kleine stukjes aangeboden kan worden. Momenteel wordt op vier huiskamers, allemaal op een afdeling van Rivas, fingerfood aangeboden. We doen altijd eerst een proefmaaltijd, waarbij de familie kan meekijken, en overleggen vervolgens of fingerfood voor de cliënt echt een goed idee kan zijn.

De ervaringen met fingerfood zijn positief. Sommige mensen, die heel veel moeite hadden met eten en drinken, zijn weer opgeleefd. Dat veel familieleden er open voor staan is voor ons ook fijn om te weten. Mede daarom willen we het concept op alle afdelingen gaan introduceren. Ik wil wel benadrukken dat fingerfood niet voor iedereen werkt, en dat het ook maar een tijdelijk effect heeft. Als mensen al jarenlang dementie hebben, kan het zijn dat ze op een gegeven moment echt niet meer zelf kunnen eten en drinken. Ze begrijpen dan niet meer hoe je voedsel pakt of dat er drinken zit in een glas.

Bij voeding en dementie is het stimuleren van eten en drinken belangrijk, maar net zo belangrijk is het voorkomen van problemen. Zelf kom ik bijvoorbeeld veel kauw- en slikproblemen tegen. Kauw- en slikproblemen kunnen heel gevaarlijk zijn, want als iemand zich regelmatig verslikt, kan er braaksel, voedsel of vloeistoffen in de longen komen. Dat kan leiden tot een longontsteking. Aspiratiepneumonie heet dat.

Ik adviseer mensen zich ervan bewust te zijn dat kauw- en slikproblemen tot gevaarlijke situaties kunnen leiden. Het helpt als zorgprofessionals en familieleden goed kunnen inschatten of iemand met dementie moeite heeft met kauwen en slikken.

Hoe signaleer je kauw- en slikproblemen? Dat kan lastig zijn, want lang niet altijd is het verslikken goed zichtbaar. Zorgprofessionals en mantelzorgers kunnen bijvoorbeeld letten op hoestbuien na het drinken van een glaasje water, want vocht is heel dun en vraagt veel van onze slikspieren. Sommige mensen met dementie kunnen dunne dingen niet meer goed wegslikken. Let ook op de volgende dingen: stukjes eten die lang in de mond blijven zitten, dat eten of drinken lang blijft staan (vaak omdat eten en drinken niet meer fijn voelt), schrapen van de keel, en mensen die snel rood aanlopen.

Fingerfood kan een oplossing zijn voor kauw- en slikproblemen, omdat het eten dan verdeeld kan worden over kleine hapjes, die het kauwen en slikken makkelijker maken. Een energierijke smoothie, met bijvoorbeeld vla, fruit en griesmeel, kan voor mensen met dementie ook fijn zijn. Misschien dient de voeding aangepast te worden: als mensen drie kwartier worstelen met een boterham, probeer dan pap. De basisregels zijn: aansluiten bij wat iemand lekker vindt en iemand op zijn eigen manier laten eten of drinken.'

Hoofdstuk 4.
SPECIFIEKE ADVIEZEN

In dit hoofdstuk krijgen mensen met dementie, naasten en zorgprofessionals specifieke adviezen. Mensen met dementie krijgen adviezen die hen kunnen helpen bij eten en drinken, naasten en zorgprofessionals krijgen adviezen over het stimuleren van eten en drinken bij mensen met dementie.

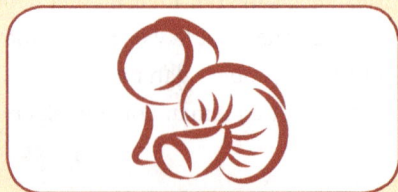

4.1 ADVIEZEN VOOR MENSEN MET DEMENTIE

De adviezen hieronder zijn bedoeld voor mensen met dementie die nog relatief veel zelf kunnen. Dat kunnen mensen zijn die net de diagnose gehoord hebben. Het kunnen ook mensen zijn die bijvoorbeeld twee jaar dementie hebben maar ondanks de dementie nog wel in staat zijn, misschien met enkele aanpassingen, de regie te nemen bij eten en drinken.

Open zijn over dementie

Omgaan met dementie is teamwork. Ook als je nog relatief veel zelf kunt, is het verstandig om naasten (een naaste kan je echtgenote zijn, een zoon of dochter, of bijvoorbeeld een goede vriend) je te laten helpen. Dat geldt zeker bij eten en drinken, want dat is bij uitstek een activiteit waarbij je veel moet plannen, en juist dat plannen wordt voor mensen met dementie steeds lastiger. Open zijn over wat je lastig vindt en wat je prettig vindt kan jou en je naaste helpen.

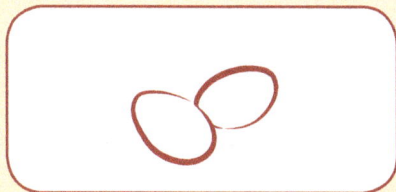

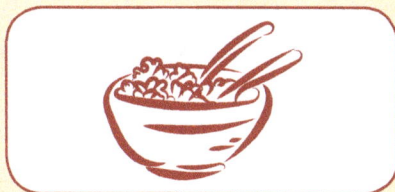

Als jij open bent, kan je naaste beter aansluiten bij je behoeften. Je zou bijvoorbeeld nu al een lijstje kunnen maken met dingen die jij graag wilt blijven doen. Vind je zelf boodschappen doen prettig? Als je naaste dat weet, kunnen jullie samen een manier vinden waarop je dat in ieder geval de komende tijd kunt blijven doen. Bijvoorbeeld door lijstjes te maken waarop precies staat hoe je van de supermarkt naar huis loopt. Of door af te spreken dat jullie voortaan samen de boodschappen doen, zodat je overzicht behoudt en toch actief bent.

Loslaten voor je eigen veiligheid

Het is begrijpelijk als je graag zoveel mogelijk zelf wilt blijven doen. Zelf dingen doen zorgt ervoor dat een mens zich echt mens voelt. Bij eten en drinken kan het verstandig zijn om toch één en ander los te laten. Je wilt immers ook niet dat je in onveilige situaties terechtkomt. Koken is bijvoorbeeld voor sommige mensen een hele fijne bezigheid, maar bij koken kunnen er ook dingen misgaan. Het gas laten branden terwijl de pan al van het fornuis is en jezelf snijden zijn slechts twee voorbeelden. Dementie betekent niet dat je meteen maar moet stoppen met activiteiten omdat ze onveilig zijn. Dementie betekent wel dat het verstandig is om goed na te denken over wat wel en wat niet zelf te doen. Je kunt misschien nog prima koken, maar je hebt waarschijnlijk meer rust en overzicht als een van je naasten meehelpt.

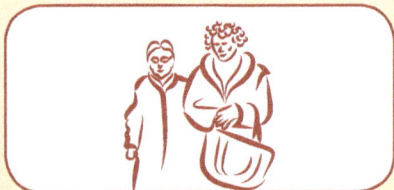

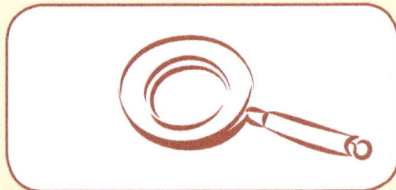

Hulpmiddelen

Om voort te borduren op koken en veiligheid: er zijn diverse hulpmiddelen te koop die het bereiden van de maaltijd veiliger kunnen maken. Als je een veiliger fornuis wilt, kan het goedkoper en eenvoudiger zijn om een nieuwe kookplaat aan te schaffen. Koken op inductie is het meest veilig, omdat er geen open vlam is zoals bij gas, en omdat de kookplaat minder heet wordt dan bij elektrisch koken. Echter, de kans is groot dat het enige tijd duurt voordat je gewend bent aan het koken op inductie, zeker als je al tientallen jaren gewend bent aan het koken op gas.

Een gasfornuis met verschillende beveiligingen is een alternatief. Er zijn bijvoorbeeld gasfornuizen met beveiligde draaiknoppen. Een optie is een draaiknop die je eerst in moet drukken om het gas aan te laten gaan. Er zijn ook beschermknoppen die over de gewone knop heengaan, en waarbij je de beschermknop eerst eraf moet halen voordat je het gas aan kunt doen. Sommige gasfornuizen hebben bovendien een systeem dat de gastoevoer direct afsluit als de rookmelder afgaat.

De website www.hulpmiddelenwijzer.nl, een website van Vilans, Kenniscentrum voor langdurige zorg, is een handige bron voor het vinden van hulpmiddelen. Op die website staan onder andere hulpmiddelen voor bij het bereiden van de maaltijd, hulpmiddelen voor bij het boodschappen doen, en hulpmiddelen voor bij het afwassen. Er is bijvoorbeeld speciaal servies om eenvoudiger zelfstandig te eten, en er zijn borden die het eten langer warm houden, waardoor je meer tijd kunt nemen om te eten.

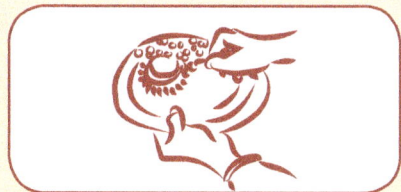

Door te klikken op een knop als 'huishouden' en vervolgens op 'boodschappen doen' kun je aangeven wat je precies zoekt. Bij elk specifiek hulpmiddel staat behalve een prijsindicatie ook aangegeven of het hulpmiddel vergoed wordt of niet. Andere handige websites voor het vinden en bestellen van hulpmiddelen zijn www.dementie-winkel.nl, www.lekkerthuisoudworden.nl en www.orthocor.nl.

Actief blijven

Eten en drinken gaat prettiger als je lekker in je vel zit. Actief blijven helpt je om lekker in je vel te zitten, omdat je sociale contacten kunt opdoen, kunt bewegen en kunt ervaren dat je nog echt mens bent. Bewegen stimuleert bovendien de eetlust. Er zijn diverse mogelijkheden voor mensen met dementie om actief te blijven. Zoals:

▶ In diverse gemeenten zijn dagactiviteitencentra en ontmoetingscentra, sommige speciaal voor mensen met dementie, andere voor ouderen waar ook mensen met dementie terechtkunnen. Daar worden activiteiten aangeboden zoals samen koken, bewegen, schilderen, dansen, sieraden maken, samen muziek maken en spelletjes doen. Zoek op jouw gemeente en bijvoorbeeld 'dagactiviteitencentrum' of 'ontmoetingscentrum' om de mogelijkheden te vinden.

▶ Verpleeghuizen bieden bovenstaande activiteiten ook zelf aan, niet alleen voor mensen die in het verpleeghuis wonen, maar ook voor mensen die nog zelfstandig wonen.

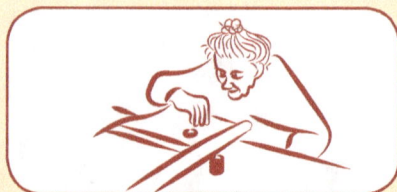

▶ Op de website www.dementie-winkel.nl staat een overzicht van leuke uitjes voor mensen met dementie, met onder meer een verwijzing naar rondleidingen voor mensen met dementie in het Stedelijk Museum in Amsterdam, Beelden aan zee in Scheveningen en het van Abbemuseum in Eindhoven. In hetzelfde overzicht wordt ook verwezen naar herinneringsmusea (met voorwerpen en afbeeldingen uit de vorige eeuw), zoals het gratis te bezoeken Herinneringsmuseum in Den Haag. Zoek voor het overzicht op www.dementie-winkel.nl op 'uitjes'.

▶ DemenTalent biedt mogelijkheden voor mensen met (beginnende) dementie om vrijwilligerswerk te doen. Kijk voor de mogelijkheden op www.dementalent.nl.

Alzheimer Nederland, de organisatie voor mensen met dementie en hun naasten, geeft op haar websites suggesties voor activiteiten en bewegen (www.alzheimer-nederland.nl en www.dementie.nl, zoek op activiteiten of op bewegen). Kennisinstituut Movisie heeft op haar website diverse praktijkvoorbeelden staan (www.movisie.nl, zoek op dementie). Bij het Wmo-loket van je gemeente weten ze welke activiteiten er bij jou in de buurt worden georganiseerd. Door op het internet jouw gemeente in te tikken en bijvoorbeeld zoekwoorden als 'dementie' en 'activiteiten' te gebruiken, kun je ook veel informatie vinden.

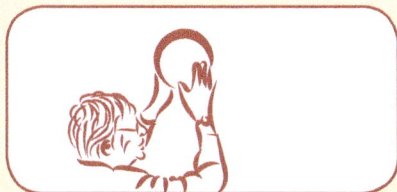

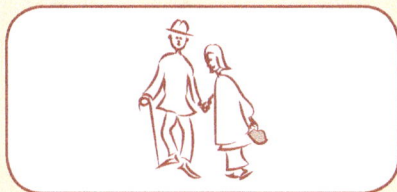

Lotgenoten vinden

Door met mensen te praten die ongeveer hetzelfde als jij meemaken, kun je je hart luchten en misschien antwoorden krijgen op vragen die zij ook al tegenkwamen. Er zijn diverse manieren om in gesprek te gaan met mensen met dementie en eventueel hun naasten. Het Alzheimer Café is een, meestal maandelijkse, bijeenkomst waar mensen met dementie, hun naasten, zorgprofessionals en andere betrokkenen ervaringen kunnen delen. In veel gemeenten worden Alzheimer Cafés georganiseerd. Op de website van Alzheimer Nederland, www.alzheimer-nederland.nl, staat een overzicht van Alzheimer Cafés en hun programma. Op dezelfde website is ook een forum te vinden. Verder is er de AlzheimerTelefoon, te bereiken op 0800 – 5088, waarbij ervaringsdeskundigen en professionals een luisterend oor bieden.

Een vrij recent initiatief is het Odensehuis, een inloop- informatie- en ontmoetingscentrum voor mensen met dementie en hun naasten, dat in steeds meer gemeenten opgezet wordt. Het eerste Odensehuis stond in de Deense stad Odense, vandaar de naam. Mensen met dementie kunnen in een Odensehuis binnenlopen wanneer ze willen. Ze kunnen zelf activiteiten organiseren en meedoen aan activiteiten die georganiseerd worden. Op het moment van schrijven zijn er Odensehuizen in Amsterdam, Groningen, Oud-Beijerland, Utrecht, Vlissingen, Wageningen, IJmuiden, Zeewolde en Zutphen.

Er zijn ook steeds meer restaurants die speciaal bedoeld zijn voor mensen die ondersteuning nodig hebben. In zo'n restaurant kun je andere mensen ontmoeten en, meestal voor een schappelijke prijs, lekker eten.

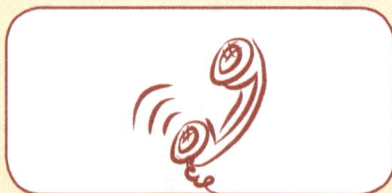

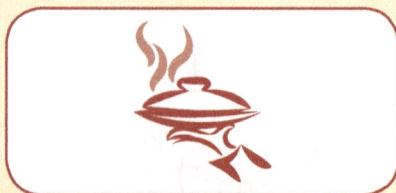

Waarschijnlijk kun je via internet veel van dergelijke initiatieven vinden. Zoek bijvoorbeeld op 'restaurant voor senioren'.

Tafeltje dekje/maaltijdservices

Als je het lastig vindt om zelf boodschappen te doen en maaltijden te bereiden, kan een maaltijdservice, ook wel Tafeltje dekje genoemd, een uitkomst zijn. De website www.alleszelf.nl geeft een overzicht van verschillende maaltijdservices, met meer informatie over de mogelijkheden. Veel zorgorganisaties werken samen met een of meerdere aanbieders. Het is handig om te overleggen met een zorgprofessional zoals een wijkverpleegkundige; hij of zij kan je waarschijnlijk meer vertellen over de mogelijkheden bij jou in de buurt.

Hulpverlening

Casemanagement dementie, dat betekent professionele en persoonlijke begeleiding, wordt vergoed vanuit de basisverzekering. In veel regio's kan iemand met dementie aanspraak maken op een casemanager dementie, in andere regio's ligt die taak bij een (meestal wel gespecialiseerde) wijkverpleegkundige. Andere hulpverleners die mensen met dementie bij specifieke behoeften kunnen helpen zijn onder meer de volgende:

▶ De diëtist, die kan onderzoeken of je voldoende eet en drinkt. Een diëtist kan ook adviezen geven over wat jij en je naasten kunnen doen om prettiger te eten en te drinken, en om bijvoorbeeld ondervoeding te voorkomen;

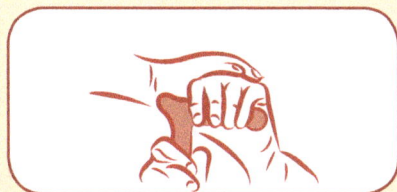

▶ De logopedist, die onder meer kan helpen bij kauw- en slikproblemen. Een logopedist kan ook helpen als je moeite hebt met communiceren;

▶ De ergotherapeut, die je kan leren hoe je bepaalde handelingen zoals eten en drinken zelf weer makkelijker kunt doen. Een ergotherapeut weet ook welke hulpmiddelen voor jou geschikt zijn.

De website www.regelhulp.nl, een wegwijzer van de overheid voor iedereen die zorg en ondersteuning nodig heeft, laat zien welke hulp er voor jou beschikbaar is, en hoe die hulp momenteel wettelijk geregeld is. Op www.alzheimer-nederland.nl en www.dementie.nl (ook van Alzheimer Nederland, maar dan specifiek geschreven voor naasten) vind je ook veel informatie.

Wat werkt voor jou?

Het verloop van dementie is bij iedereen anders, en eten en drinken is een van de meest persoonlijke activiteiten. Die combinatie betekent dat je het meeste hebt aan zorg en adviezen als je jezelf steeds probeert af te vragen: wat is in dit geval voor mij het belangrijkste, en hoe zou het voor mij kunnen werken? Misschien kan een advies voor heel veel mensen handig zijn, maar voor jou niet, of andersom. Probeer, waar je dat kan, zo dicht mogelijk bij je eigen situatie te blijven.

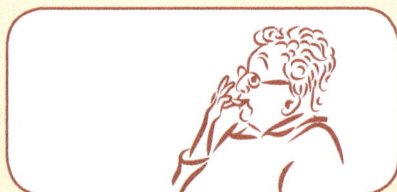

4.2 Adviezen voor naasten

De volgende adviezen zijn bedoeld voor naasten van mensen met dementie. Een naaste kan een echtgenoot of echtgenote zijn, een zoon of dochter, maar ook een buurvrouw of een goede vriend.

Kennis verzamelen

Als je naaste bent van iemand met dementie is het handig om kennis te blijven verzamelen. Diverse websites geven veel informatie over wat dementie is, wat je als naaste kunt doen om iemand te helpen, en welke zorg mensen met dementie kunnen krijgen. Een paar voorbeelden:

▶ www.dementie.nl, een website van Alzheimer Nederland, specifiek geschreven voor naasten;

▶ www.alzheimer-nederland.nl, ook van Alzheimer Nederland;

▶ www.kiesbeter.nl, voor het zoeken en vergelijken van zorginstellingen, thuiszorg en ziekenhuizen;

▶ www.thuiswonenmetdementie.nl, met informatie over aanpassingen die mogelijk zijn om zelfstandig wonen zo veilig en aangenaam mogelijk te maken;

▶ https://www.alzheimers.org.uk, Engelstalig met veel handige factsheets, onder meer specifiek voor het stimuleren van eten en drinken (zoek op eating).

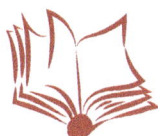

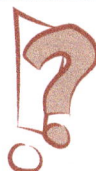

Een handige app voor op de tablet of smartphone is de Alzheimer Assistent van Alzheimer Nederland, met informatie in tekst en video over tientallen onderwerpen.

Voor informatie over voeding kun je onder meer terecht op de website van het Voedingscentrum, www.voedingscentrum.nl, en op de pagina Eten en drinken van Zorg voor Beter, www.zorgvoorbeter.nl (zoek op eten en drinken).

Observeren

Susan Coppola is hoogleraar aan de Universiteit van North Carolina in Chapel Hill. Ze is onder meer gespecialiseerd in ergotherapie. In het artikel *Encouraging for eating: advice for at-home dementia caregivers*, te lezen op de website van het Amerikaanse National Institute on Aging (www.nia.nih.gov, zoek op encouraging for eating) adviseert Coppola naasten om goed te observeren hoe iemand met dementie eet of drinkt. 'Terwijl je observeert, vraag jezelf af wat er met de zintuigen gebeurt. Vraag jezelf af wat de persoon lastig zou kunnen vinden en wat hij/zij voelt. Geniet hij/zij van de maaltijd, en zo niet, waarom niet?'

Je kunt volgens het artikel als naaste onder andere de volgende zaken in de gaten houden:
- ▶ de omgeving: is de kamer misschien te donker of zijn er voorwerpen of visuele elementen die voor verwarring kunnen zorgen? Voorbeelden zijn een portemonnee die nog op tafel ligt of een tafelkleed met heel veel kleuren;

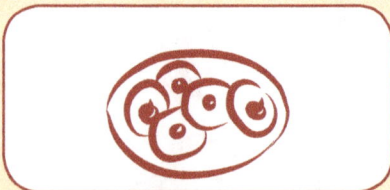

- eventuele achtergrondgeluiden;
- hoe het eten ruikt, smaakt en aanvoelt;
- hoe goed de persoon nog de handelingen kan die bij eten en drinken horen, zoals het oppakken van bestek, het herkennen van voeding en kauwen en slikken;
- of de persoon goed kan communiceren. Als iemand bijvoorbeeld niet meer goed kan vertellen wat hij lekker vindt, kan dat voor die persoon zelf lastig zijn, en voor jou ook. Dan zou je een logopedist om hulp kunnen vragen. Een logopedist kan mensen helpen als ze moeite hebben met spreken en luisteren.

Naasten doen er volgens Coppola ook verstandig aan de volgende zaken in de gaten te houden. De kennis die naasten opdoen kunnen ze delen met zorgprofessionals en andere hulpverleners zoals een logopedist of diëtist. Als naasten hun kennis delen kan beter worden bekeken welke ondersteuning iemand nodig heeft.

- hoeveel iemand eet en hoeveel iemand drinkt, en wat;
- wanneer iemand honger lijkt te krijgen;
- veranderingen van gewicht;
- veranderingen van eetlust;
- problemen bij kauwen en slikken;
- hoeveel beweging iemand krijgt.

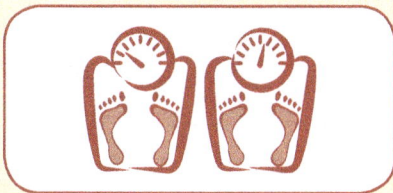

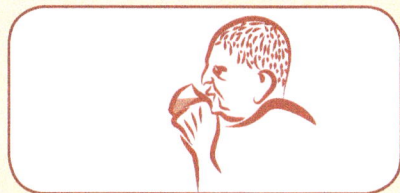

Aanpassen aan zijn of haar tempo

Iemand met dementie zal voor steeds meer dingen extra tijd nodig hebben. Eten en drinken is er daar waarschijnlijk één van. Daarom is het belangrijk dat naasten zich aanpassen aan het tempo van degene die dementie heeft. Dat tempo kan de ene dag een ander tempo zijn dan de volgende dag. Het kan bij dementie gebeuren dat iemand op maandag heel goed begrijpt wat je bedoelt, en makkelijk kan eten en drinken, op dinsdag kan het vervolgens minder gaan en op woensdag weer beter. Die onvoorspelbaarheid maakt dementie zo ingewikkeld. Ook daarom is observeren zo belangrijk; kijk goed of iemand prettig eet en drinkt, en zo niet is het misschien nodig om iets langzamer aan te doen.

Goed voor jezelf blijven zorgen

Dementie is niet alleen ingrijpend voor de persoon met dementie, maar ook voor de naasten. Het is belangrijk dat je jezelf ook de tijd geeft om op adem te komen, dan kun je ook de zorg beter volhouden. Op www.dementie.nl, een website van Alzheimer Nederland speciaal geschreven voor naasten, vind je uitleg over hoe je goed voor jezelf kunt blijven zorgen, en hoe anderen de zorg eventueel tijdelijk van je kunnen overnemen.

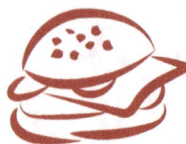

Afleiding

Naasten merken dat het bij dementie handig is om iemand af te leiden met humor, gezelligheid of met beide. Het kan gebeuren dat iemand met dementie zich ineens veel zorgen maakt. Bijvoorbeeld over de boodschappen die nog gedaan moeten worden, of dat er geld in huis moet zijn om de maaltijdservice te betalen. Je hebt misschien al meerdere malen gezegd dat er voldoende eten in huis is, of dat je de maaltijdservice allang betaald hebt, en toch kan iemand ineens in de war raken. Dan is het verstandig om eerst iemand gerust te stellen, bijvoorbeeld door te laten zien dat de koelkast vol genoeg is, (als iemand belt, vertel dan dat hij/zij in de koelkast kan kijken), of door een bankafschrift te laten zien. Daarna kun je het beste over iets totaal anders beginnen, waarvan je weet dat hij/zij het interessant vindt. Zodat de persoon met dementie meer ontspannen wordt, en niet meer denkt aan zijn of haar eerdere zorgen.

Contact maken

Als iemand in een later stadium van dementie komt, kan het noodzakelijk zijn om extra contact te gaan maken bij het eten en drinken. Je kunt iemand dan helpen door met korte zinnen aanwijzingen te geven. Zoals 'Wacht even, de thee is nog heet', 'Pak nu het glas maar', 'Neem maar een slok' en 'Drink maar rustig'. Met korte aanwijzingen kan iemand met dementie gestimuleerd worden om te drinken. Blijf tijdens het eten en drinken oogcontact maken, zodat iemand zich vertrouwd voelt. Let er ook op dat je rustig blijft praten. Veel mensen met dementie lijken het fijn te vinden dat hun naaste hun hand vasthoudt.

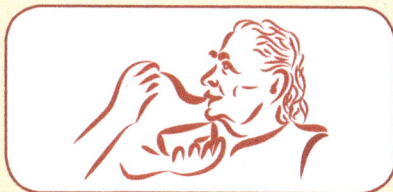

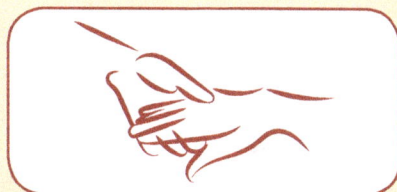

De hele dag door drinken aanbieden

Blijven drinken is heel belangrijk voor de gezondheid. Blijf daarom de hele dag door drinken aanbieden. Het kan gebeuren dat een glas leeg is, maar de persoon met dementie toch niets gedronken heeft; iemand heeft het misschien wel weggegooid. Daarom is het verstandig (en voor de persoon met dementie veel gezelliger) als je zoveel mogelijk samen blijft drinken (en eten).

Laat iemand zijn onafhankelijkheid bewaren

Als je naaste bent van iemand met dementie, zorg er dan altijd voor dat je, waar dat kan, op zo'n manier helpt dat iemand blijft ervaren dat hij/zij zijn eigen keuzes maakt, en een waardig mens is. Dat geldt bij eten en drinken, maar dat geldt ook bij al het andere. Laat iemand de regie behouden over zijn eigen leven. Uiteindelijk zal iemand afhankelijk worden van hulp, maar voor die tijd kan iemand met dementie nog echt genieten van het leven, en dat lukt het beste als iemand voelt dat hij ertoe doet, dat hij onafhankelijk is en zelf nog dingen kan doen.

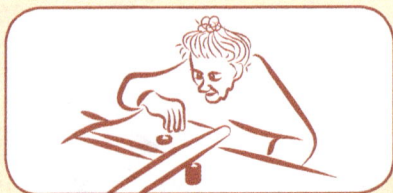

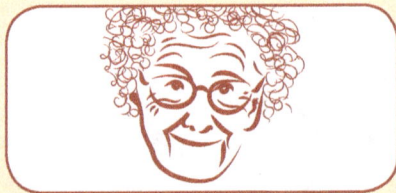

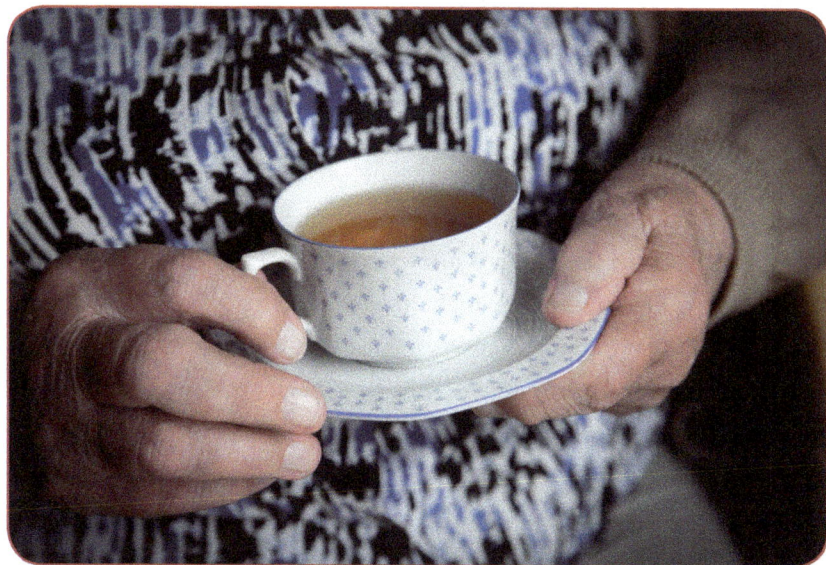

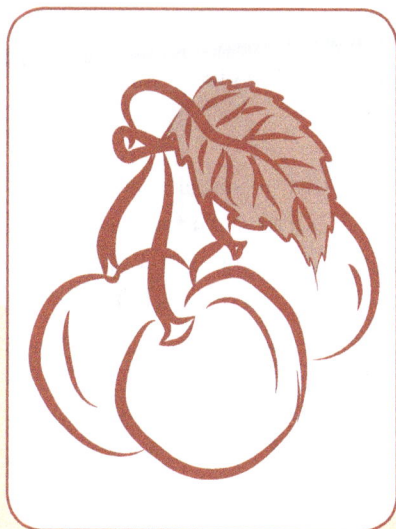

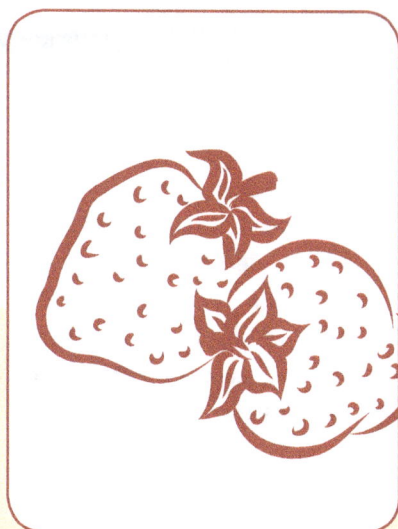

DE 90-JARIGE HILDE LAHR-WULMS

HEEFT VASCULAIRE DEMENTIE, EEN VORM VAN DEMENTIE DIE
VEROORZAAKT WORDT DOOR SCHADE AAN DE BLOEDVATEN
VAN DE HERSENEN

Mevrouw Lahr-Wulms woont in verpleeghuis Het Gasthuis in Gorinchem, een locatie van Rivas Zorggroep. Haar zoon, Theo Wulms, vertelt over hoe de dementie zich bij zijn moeder uit, en wat andere naasten kunnen doen bij problemen met eten en drinken.

' Op 17 december 2009 werd bij mijn moeder de diagnose gesteld. Ze bleek vasculaire dementie te hebben. In de jaren daarvoor hadden we haar al achteruit zien gaan. Ze is een keer gevallen, en heeft toen meer dan 24 uur op de grond gelegen. Gelukkig vond de buurman haar. Door die val bleek ze een bot in haar bovenbeen te hebben gebroken, waardoor ze een nieuwe heup nodig had. Na de operatie kreeg ze een delier. Dat was de aanleiding voor een psychologisch onderzoek, en toen kregen we dus te horen wat we al langer vermoedden: dat ze dementie heeft.

Daarna ging de achteruitgang relatief snel. Ze wist steeds vaker niet meer waar ze was, en wat ons vooral opviel was dat ze haar eigen spullen niet meer herkende. Ook op het gebied van eten en drinken waren er opvallende verschijnselen. Haar portemonnee was ze wel eens kwijt, die lag dan in de magnetron. Soms had ze het gehakt uit de vriezer gehaald om het te laten ontdooien, maar dat gehakt bleef dan dagenlang onderin het gootsteenkastje liggen. Etensresten bleven liggen en broodjes liet ze soms verbranden.

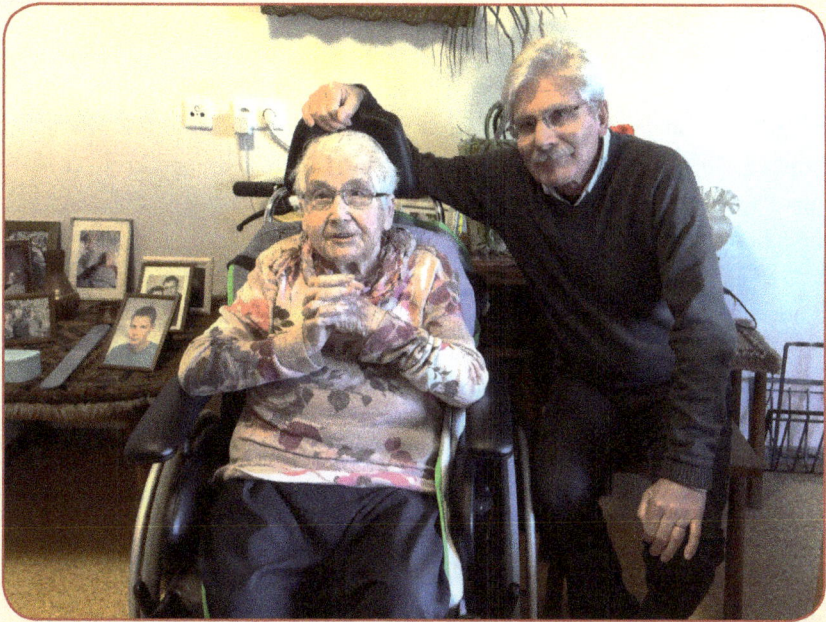

Mevrouw Lahr-Wulms en zoon Theo Wulms.

Ze zei ook regelmatig dat het eten haar niet meer smaakte. Dat was niks voor mijn moeder. Zij maakte altijd veel werk van haar eten, en at en dronk altijd met veel plezier, terwijl ze tegelijk altijd zorgde dat ze op een goed gewicht bleef.

We hadden veel steun aan haar thuishulp die de boodschappen deed en in de gaten hield hoe het met mijn moeder ging. Maar op een gegeven moment had mijn moeder zoveel zorg nodig, dat het beter was om een plaats in een verpleeghuis te vinden. In 2010 verhuisde mijn moeder naar een verpleeghuis in Dordrecht. In 2012 verhuisde ze naar het Gasthuis in Gorinchem. Ik ben heel tevreden over de zorg die ze daar krijgt.

Dementie is een glijdend en onvoorspelbaar proces. Als naaste en als zorgprofessional ben je continu aan het experimenteren. De ene keer kan iemand zelf de beker met drinken pakken, de andere keer niet. Probeer daarop alert te zijn. Lukt het iemand niet zelf om iets te pakken, probeer hem of haar met korte, rustig uitgesproken zinnen te stimuleren.

Voor mijn moeder heeft fingerfood geholpen. Twee jaar geleden was ze in korte tijd veel afgevallen. Ze woog toen nog maar 60 kilogram. Ze had veel moeite met kauwen en slikken. Toen kwamen de medewerkers van Rivas met het idee van fingerfood. Doordat mijn moeder de stukjes eten zelf kan pakken, behoudt ze zelfstandigheid. Het kauwen en slikken gaat makkelijker. Ze is weer een paar kilo aangekomen, en valt op dit moment niet meer verder af. Wat ik ook goed vind om te zien, is dat mensen ook gewoon lekkere dingen krijgen, zoals toetjes of gebak. Een aandachtspunt bij fingerfood heb ik wel: als mensen met hun handen eten pakken, is het vanwege de hygiëne extra belangrijk dat de nagels kort geknipt zijn. Dat wordt soms wel eens vergeten.'

4.3 ADVIEZEN VOOR ZORGPROFESSIONALS

De adviezen in dit boekje kunnen zorgprofessionals helpen bij het stimuleren van eten en drinken.
De volgende adviezen zijn specifiek bedoeld voor zorgprofessionals en zijn elders in het boekje nog minder aan bod gekomen, of zijn gewoon zo cruciaal dat we ze graag nog een keer noemen.

Kleine momenten maken grote verschillen

Mensen die in de zorg werken kennen als geen ander de waarde van kleine momenten. Als iemand die zorg nodig heeft eindelijk weer eens een lekker ijsje of gebakje kan eten, kan dat voor het welzijn van diegene veel positiefs betekenen. Eten en drinken stimuleren hoeft niet ingewikkeld of duur te zijn. Je hebt ook niet per se complexe pilots nodig. Met kleine dingen kun je heel veel bereiken. Het belangrijkste wat je nodig hebt is een open mind, en je ogen en oren om te horen en te zien wat de mensen die jij zorg biedt ervaren.

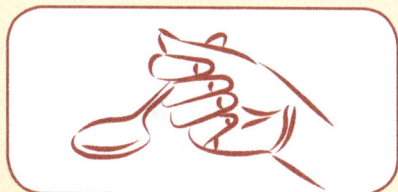

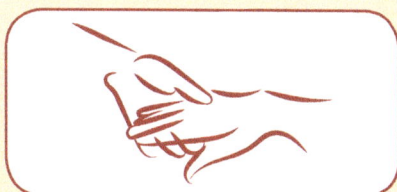

Individuele zorg

Deze tip komt vaker in dit boekje terug, omdat dementie zo grillig is en eten en drinken zo persoonlijk. Individuele zorg bieden wordt makkelijker als je al vanaf de eerste kennismaking met de cliënt/bewoner veel praat met de naasten. Hun kennis kan jou helpen in je werk.

Signaleren

Signalen oppikken over hoe iemand eet en drinkt, en op de juiste manier handelen naar aanleiding van die signalen, zijn belangrijke taken van zorgprofessionals. De eerste stap van goede signalering is om bij de intake in kaart te brengen wat iemand graag eet en drinkt en hoe, en wat iemand op dat moment weegt. Voor het in kaart brengen van het voedingspatroon is het waardevol om familie en eventueel vrienden te vragen naar deze informatie.

De beroepsvereniging voor verzorgenden en verpleegkundigen V&VN heeft, in opdracht van branchevereniging ActiZ, een poster en werkbladen ontwikkeld voor risicosignalering. Daarop wordt uitgelegd hoe je gezondheidsrisico's zoals ondervoeding en overgewicht kunt beperken. Volgens de poster kun je onder andere op het volgende letten:

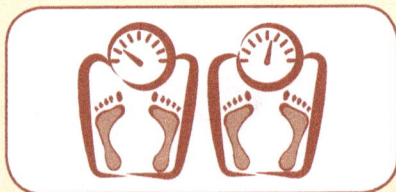

- ▶ Eet je cliënt minder of niet?
- ▶ Is je cliënt lusteloos?
- ▶ Heeft je cliënt het voortdurend koud?
- ▶ Heeft je cliënt een veranderde stoelgang?
- ▶ Heeft je cliënt onbedoeld gewichtsverlies/toename?

Als je een of meerdere van bovenstaande vragen met 'ja' beantwoordt, is het zaak om het signaal te bespreken met je cliënt en de familie, afspraken goed vast te leggen en indien nodig op zoek te gaan naar een geschikt advies/ geschikte behandeling.

Voor het monitoren van ondervoeding is het instrument SNAQ (Short Nutritional Assessment Questionnaire) ontwikkeld. Er zijn twee verschillende soorten, de SNAQRC voor de screening van cliënten in verpleeg- en verzorgingshuizen, en de SNAQ65+, voor de screening van mensen die thuis wonen. Hoe je deze instrumenten kunt gebruiken wordt uitgelegd op de website van Zorg voor Beter (www.zorgvoorbeter.nl, klik bij het thema eten en drinken op 'ondervoeding signaleren').

Duidelijk communiceren met cliënten en naasten

Duidelijk communiceren is in de zorg altijd belangrijk, ook bij dementie en eten en drinken. Laat iemand met dementie weten wat hij of zij kan verwachten. In een verpleeg- of verzorgingshuis kun je op een whiteboard met plaatjes aangeven wat er die dag op het menu staat. De daginzicht

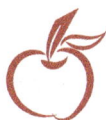

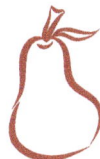

agenda (www.doemaarzo.nl/daginzicht) kan mensen met dementie meer overzicht geven over hun afspraken. Deze agenda is ontworpen door Stichting Doe Maar Zo!. De daginzicht agenda is prikkelarm en speciaal gemaakt voor en door ouderen. Iedere dag heeft drie schrijfvelden: ochtend, middag en avond, en iedere dag heeft een eigen kleur. Daarmee is het een handige agenda voor het opschrijven van afspraken zoals die met de maaltijdservice, of met de diëtist of logopedist.

Uiteraard kan een kort praatje over eten en drinken ook waardevol zijn; iemand kan zich gaan verheugen op het avondeten, of een aanleiding vinden om te vertellen over de kookkunst van zijn ouders, of die bakker op de hoek die altijd zulke heerlijke broodjes had.

Communiceer ook zorgvuldig met de naasten. Laat de naasten regelmatig weten hoe iemand eet en drinkt, wat er niet goed gaat en ook waarvan iemand juist genoten heeft. Als je iets verandert in de zorg, bijvoorbeeld door fingerfood te introduceren (zie pagina 85) houd naasten dan op de hoogte. Als de persoon met dementie nog thuis woont, kijk dan ook eens of je de naasten kunt helpen met het vinden van activiteiten in de buurt, zoals een kookgroep.

Maak gemalen eten aantrekkelijker

Voor sommige mensen zal het nodig zijn om het eten te malen, omdat ze moeite met kauwen en slikken hebben. Het malen van eten kun je op twee manieren doen: alles door elkaar malen, of de verschillende soorten

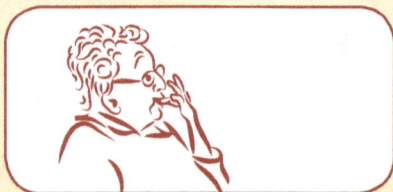

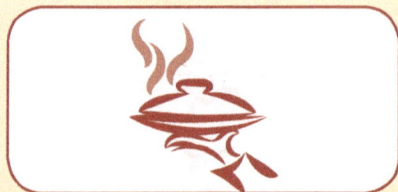

voeding (groente, vlees, aardappels) apart van elkaar malen. Die laatste optie is voor de cliënt/bewoner het prettigst, omdat aparte smaken en kleuren dan beter bewaard blijven. Je kunt op een bord met gemalen eten ook een klein ijsbolletje neerleggen, zodat de maaltijd nog wat lekkerder en visueel aantrekkelijker wordt.

Tips om mensen met dementie te laten meehelpen

De warme maaltijd is een belangrijk moment van de dag. Mensen met dementie betrekken bij het bereiden van de warme maaltijd kan herinneringen oproepen, sociaal contact bevorderen en de zelfredzaamheid vergroten.

Deze vier tips komen uit het Tante's kookboek van Nelie Braspenning (zie ook pagina 90):

▶ Gezamenlijk een recept uitzoeken, daarover praten en samen herinneringen ophalen. Vragen stellen zoals: 'Hoe kwam u vroeger aan de juiste ingrediënten?' en 'Wat waren specialiteiten of lekkernijen?'
▶ Samen een thema bedenken: Spanje, de winter, aardbeientijd.
▶ Gezamenlijk de supermarkt bezoeken, of een uitstapje naar de boer maken.
▶ Aardappels schillen en groentes schoonmaken kan prima in groepsverband gebeuren.

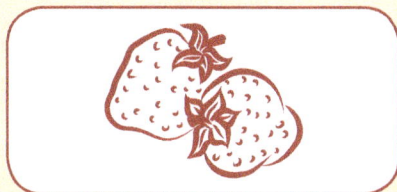

Jouw rol tijdens de laatste levensfase

Als iemand zich in de laatste fase van zijn levenbevindt, kun jij als zorgprofessional voor lastige dilemma's komen te staan. Wat is eigenlijk jouw taak en wat laat je aan een arts over? Hoe handel je als iemand zelf niet meer wil eten of drinken? De handreiking *Zorg voor mensen die bewust afzien van eten en drinken om het levenseinde te bespoedigen* geeft zorgprofessionals houvast. De handreiking is ontwikkeld door de KNMG (Koninklijke Nederlandsche Maatschappij tot bevordering der Geneeskunst) en de V&VN, de beroepsvereniging voor verpleegkundigen en verzorgenden.

In de handreiking staat onder meer wat er precies onder wilsbekwaamheid wordt verstaan en welke ethische en juridische aspecten een rol spelen. De verzorging en begeleiding door professionals, naasten en vrijwilligers wordt besproken aan de hand van fasen: voorbereiding, uitvoering in het begin, uitvoering in de middenfase en de stervensfase. Professionals krijgen daarbij uitleg over onder meer:

▶ verschaffen van informatie en steun aan en het begeleiden van patiënt en naasten;
▶ aanpassing van medicatie, organisatie en coördinatie van de zorg;
▶ opstellen van een schriftelijke wilsverklaring en aanwijzen van een wettelijk vertegenwoordiger;
▶ afbouwen van eten en drinken;
▶ lichamelijke verzorging;
▶ mondverzorging;

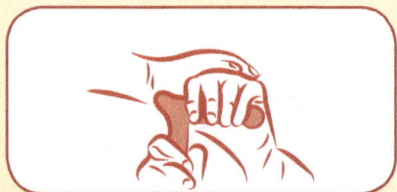

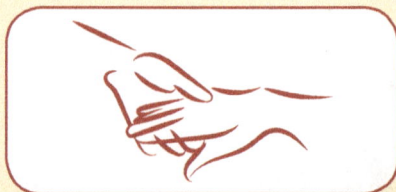

▶ mogelijke gevolgen van afbouw van eten en drinken (pijn, delier, uitdroging) en wat dan te doen.

De handreiking *Zorg voor mensen die bewust afzien van eten en drinken om het levenseinde te bespoedigen* is te downloaden op de website van het KNMG, www.knmg.nl (zoek op eten).

Vraag hulp

Blijf jezelf realiseren dat je het niet alleen hoeft te doen. Er zijn veel verschillende deskundigen die je kunnen helpen en er zijn waarschijnlijk veel zorgprofessionals die met dezelfde vragen zitten als jij. Dus twijfel je, vraag je collega's om hulp.

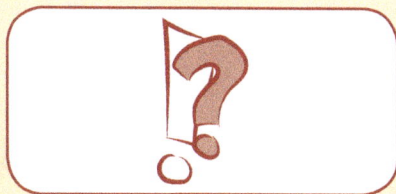

HOOFDSTUK 5.
ONDERZOEK NAAR VOEDINGSMIDDELEN BIJ DEMENTIE

Voeding heeft een prominente plaats in het leven van mensen. Daarom is het logisch dat er ook veel aandacht is voor de vraag welke rol voeding kan spelen bij dementie. Dat eten en drinken belangrijk is voor de gezondheid is helder. Dat eten en drinken een verschil kan maken voor de kwaliteit van leven van mensen dementie werd uitgelegd in Hoofdstuk 3. Veel aandacht is er echter ook voor een andere discussie: kan voeding een manier zijn om verdere achteruitgang van dementie te voorkomen?

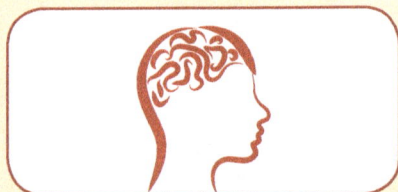

In dit hoofdstuk wordt besproken wat onderzoekers tot nu toe hebben ontdekt over de relatie tussen voeding en cognitief functioneren. Met cognitief functioneren worden de activiteiten bedoeld waarbij mensen informatie nodig hebben van de hersenen. Voorbeelden zijn het geheugen en het uitvoeren van dagelijkse handelingen. Bij eten en drinken zijn dat bijvoorbeeld het kauwen, het slikken en het gebruiken van bestek. Omdat het meeste onderzoek zich richt op voeding en cognitieve achteruitgang (dat bij dementie voorkomt, maar ook bij andere ziekten), gaat de informatie in dit hoofdstuk over niet alleen specifiek over voeding en dementie, maar ook over voeding en cognitief functioneren. Als je cognitieve achteruitgang kunt minderen, kun je ook het risico op dementie verlagen.

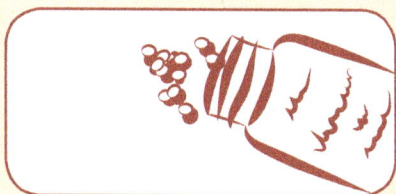

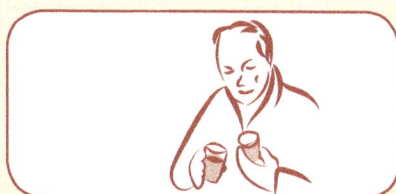

5.1 Hoe gaan onderzoekers te werk?

Specifieke ziektes in groepen mensen zijn voor onderzoekers vaak een aanwijzing voor relaties tussen voedingsmiddelen of voedingsstoffen en ziektes. Een voorbeeld is de rol van vis.

De Gezondheidsraad adviseert één keer per week vette vis te eten, omdat voedingsstoffen in vette vis het risico op hart- en vaatziekten aantoonbaar kleiner maken. Die kennis over vis begon bij de constatering dat er in Japan en Groenland veel minder hart- en vaatziekten voorkwamen dan elders in de wereld. De bevolking in die landen eet relatief veel vis. Dit was een eerste aanwijzing voor een mogelijke relatie tussen vis en het risico op hart- en vaatziekten. Inmiddels, na tientallen jaren onderzoek is deze relatie bevestigd.

Deze manier van onderzoek doen heet *observationeel onderzoek*. Onderzoekers vergelijken populaties of bepaalde groepen binnen een populatie voor wat betreft hun voedingsgewoontes (wat eten ze en hoeveel) of hun voedingsstatus (hoe hoog of hoe laag zijn de waardes van bepaalde voedingsstoffen in hun bloed), en of dat gerelateerd is aan het meer of minder voorkomen van bepaalde ziektes.

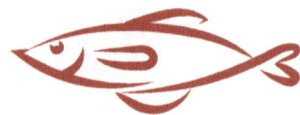

Met observationeel onderzoek kunnen onderzoekers echter niet aantonen of er een oorzakelijk verband is tussen de voeding en de ziekte. Er kunnen ook andere factoren in het spel zijn. Om terug te komen op het voorbeeld van Japan en Groenland: misschien waren er nog wel meer verschillen tussen de bevolking van die landen en de rest van de wereld. Dan kon het zijn dat vis helemaal niet zo'n doorslaggevende rol speelde in een kleiner risico op hart- en vaatziekten.

Om goed te kunnen onderzoeken of er ook een oorzakelijk verband is doen onderzoekers een zogenaamd *interventieonderzoek*. Bij een interventieonderzoek wordt een groep mensen door loting over twee of meer groepen verdeeld, waarna de ene groep de te onderzoeken voedingsstof krijgt, en de andere groep (de controlegroep) een placebo krijgt. De deelnemers worden zowel aan het begin als aan het eind van de periode gemeten, om te beoordelen of er een verschil tussen de groepen ontstaat. Er verschilt tussen de groepen dan maar één factor, de gegeven voedingsstof, dus het is dan zeker dat die ene voedingsstof de oorzaak is van mogelijke verschillen.

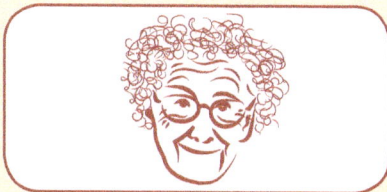

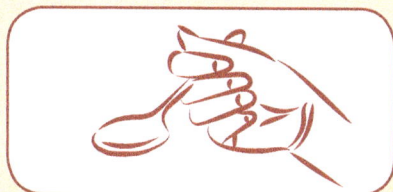

5.2 WETENSCHAPPELIJKE BEVINDINGEN VOOR DE RELATIE TUSSEN VOEDING EN DEMENTIE

In deze paragraaf bespreken we wat wetenschappelijk bekend is over specifieke voedingsstoffen en over voedingspatronen.

Omega-3 vetzuren

Het meeste onderzoek naar de rol van voeding bij cognitieve achteruitgang is uitgevoerd met omega-3 vetzuren. Vetzuren zijn de bouwstenen voor vet. Er zijn verzadigde vetzuren, die de hoeveelheid cholesterol verhogen, en onverzadigde vetzuren, die het risico op hart- en vaatziekten verlagen. Omega-3 vetzuren zijn onverzadigd en passen daarom in een gezond voedingspatroon. Omega-3 vetzuren komen vooral voor in vette vis zoals zalm, makreel en haring.

Omega-3 vetzuren zijn behalve dat ze het risico op hart- en vaatziekten verlagen ook vanwege een andere reden interessant voor onderzoekers. Die reden is de mogelijke rol die ze kunnen spelen in het verminderen van de cognitieve achteruitgang.

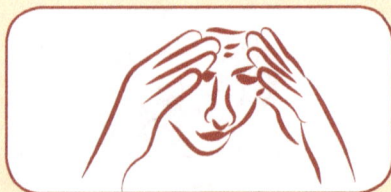

De hersenen hebben veel energie nodig om goed te kunnen functioneren. Vetzuren zijn voor de hersenen een belangrijke voedingsbron. Vetzuren hebben diverse functies, zo zorgen de omega-3 vetzuren voor een goede structuur van de celmembranen. De celmembranen zijn de beschermers van de hersencellen. Een celmembraan laat stoffen door die belangrijk zijn voor de cel, en houdt stoffen tegen die de cel niet nodig heeft. Omega-3 vetzuren zorgen er mede voor dat zo'n celmembraan zijn werk goed kan doen, en daarmee dat de hersenen ook goed blijven functioneren. De vraag is dus: kan het zijn dat als iemand meer omega-3 vetzuren tot zich neemt, hij of zij langer bepaalde handelingen langer kan doen, omdat de hersenen beter blijven functioneren?

Ruim 50 observationele studies zijn gedaan om het antwoord op die vraag te vinden. Een meerderheid van de studies geeft een positief antwoord. Er zijn ook meerdere interventiestudies uitgevoerd waarin het effect suppletie met omega-3 vetzuren vergeleken werd met het effect van placebo capsules. Het lijkt erop dat omega-3 vetzuren geen effect hebben in ouderen die geen mentale klachten hebben en ook niet bij mensen met gediagnostiseerde dementie, maar wel in de tussengroep van ouderen, waarbij de cognitie achteruit is gegaan zonder dat er sprake is van dementie. Er zijn nog wel meer studies nodig om dit met zekerheid te kunnen zeggen.

B-vitamines

Naast omega-3 vetzuren spelen ook B-vitamines een belangrijke rol in de hersenen, en ook deze zijn daarom vrij veel onderzocht. We hebben het dan met name over vitamine B12, wat enkel zit in dierlijke producten

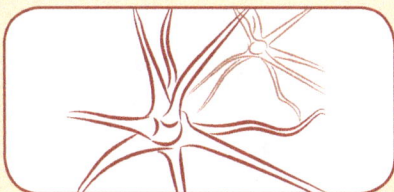

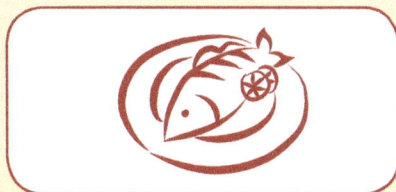

zoals zuivel, vlees, vis en eieren. En over foliumzuur, waarvan volkoren graanproducten, brood, groene groenten, vlees en zuivel een belangrijke bron zijn. Vitamine B12 en foliumzuur zijn benodigde vitamines bij de aanmaak van neurotransmitters. De neurotransmitters zorgen ervoor dat de verschillende delen in de hersenen goed met elkaar kunnen communiceren. Daardoor kunnen onze hersenen duidelijke informatie geven over wat we horen te doen; onze mond krijgt bijvoorbeeld een seintje om dat stukje brood weg te kauwen.

Vitamine B12 en foliumzuur zijn ook betrokken bij de stofwisseling (metabolisme). Ze zorgen er namelijk voor dat er niet te veel homocysteïne in het bloed komt. Homocysteïne is een aminozuur waarvan een verhoogd gehalte één van de risicofactoren is voor dementie. Door het consumeren van voldoende B-vitamines kan het homocysteïne gehalte in het bloed verlaagd worden.

Onderzoeken naar de rol van B-vitamines op cognitie laten tot nu toe wisselende resultaten zien. De resultaten van observationele studies zijn niet eenduidig: ongeveer de helft laat een positief verband zien tussen een hogere inname van deze B-vitamines en cognitie. Van de interventiestudies vindt de grote meerderheid tot nu toe geen effect.

Vitamine D

Naar het effect van andere voedingsstoffen is minder onderzoek verricht, al zijn er wel aanwijzingen voor een mogelijk gunstige rol van bijvoorbeeld vitamine D. Zonlicht is de belangrijkste bron van vitamine D, onze huid

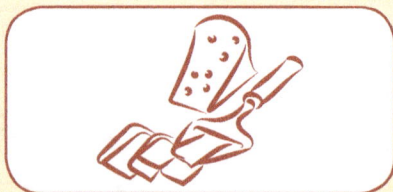

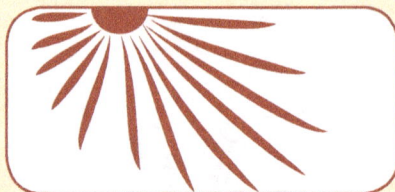

kan onder invloed van zonlicht zelf vitamine D vormen. Daarnaast kunnen mensen uit voeding vitamine D halen. De voeding levert vitamine D middels bijvoorbeeld vette vis en boter of margarine.

Veel ouderen hebben een tekort aan vitamine D. Dit komt omdat de vorming van vitamine D onder zonlicht minder goed lukt naarmate mensen ouder worden, en omdat ouderen vaak minder buiten komen. Er zijn meerdere plausibele mechanismen die vitamine D linken aan neurologische functies. Zo zijn er veel vitamine D-receptoren in de hersenen waarvan vitamine D zich goed kan binden en daarmee processen in gang kan zetten die gunstig zijn voor de hersenen.

Uit observationeel onderzoek blijkt dat een lage vitamine D-status is gerelateerd aan slechter cognitief functioneren en een hoger risico op dementie. Het wachten is nu op goed uitgevoerde interventiestudies, want die zijn er tot op heden nog niet, en dus kan er over een mogelijk oorzakelijk verband geen uitspraak worden gedaan.

Totale voedingspatronen

Binnen dit onderzoeksveld kregen in eerste instantie vooral individuele voedingsstoffen, zoals de hierboven besproken omega-3 vetzuren, B-vitamines en vitamine D, de aandacht. Zoals u heeft kunnen lezen zijn de resultaten daarvan tot nu toe redelijk teleurstellend en nog niet erg duidelijk. Het onderzoeksveld gaat steeds meer in de richting van het onderzoeken van het totaalpakket aan voedingsstoffen wat we tot ons nemen: een goed en afwisselend voedingspatroon. Het Mediterrane dieet,

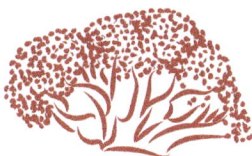

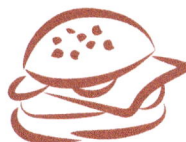

dat rijk is aan vis, fruit, groente, volkoren graanproducten, peulvruchten en olijfolie, is een voorbeeld van zo'n totaal voedingspatroon.

Observationele studies laten een gunstige rol van dit en andere gezonde voedingspatronen zien. Ook is er één interventiestudie gedaan met het Mediterrane dieet. Daarin werd een positief effect gevonden op cognitief functioneren. Er zijn echter meer interventiestudies nodig om te kijken of die studies deze resultaten kunnen bevestigen.

Ook zijn er uit twee observationele studies in de Verenigde Staten aanwijzingen voor een gunstige rol van een ander voedingspatroon, namelijk een voedingspatroon wat rijk is aan voedingsmiddelen die specifiek voor de hersenen gunstig zouden zijn. Dat zijn bijvoorbeeld voedingsmiddelen zoals blauwe bessen, groene bladgroenten, noten en bonen (het zogenaamde MIND dieet). Er worden momenteel interventiestudies opgezet om de effecten van dit dieet verder te onderzoeken. Het gaat echter nog enkele jaren duren voordat de resultaten daarvan bekend zijn.

Andere voedingsstoffen

Natuurlijk zijn er nog vele andere voedingsstoffen die hier nu nog niet genoemd en besproken zijn. Bijvoorbeeld de antioxidanten, kurkuma en Ginkgo biloba worden vaak in verband gebracht met mentaal functioneren en dementie. Ook naar deze voedingsstoffen is wel onderzoek gedaan, maar voor geen van deze is er voldoende wetenschappelijk bewijs. Datzelfde geldt voor andere niet genoemde voedingsstoffen.

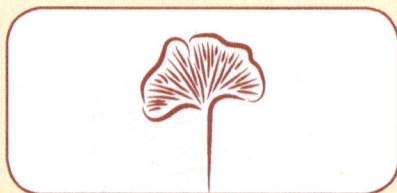

Persoonlijke ervaringen

Het komt vaak voor dat iemand zelf wel een gunstig effect merkt, of denkt te merken, van een bepaalde voedingsstof of een bepaald voedingsmiddel. Ook al wijst wetenschappelijk onderzoek het (nog) niet uit, het kan altijd zijn dat een specifieke keuze voor een individueel persoon wel werkt. Soms is het ook het idee dat het werkt, het zogenaamde placebo-effect.

Toekomst

Het onderzoeksgebied naar voeding en cognitie is een relatief jong onderzoeksgebied. Het is mogelijk dat de huidige testen die gebruikt worden voor het meten van het cognitief functioneren, niet gevoelig genoeg zijn om veranderingen op te pikken. Om mogelijke veranderingen beter te kunnen meten, wordt in het onderzoeksveld van voeding en cognitie steeds meer gebruik gemaakt van MRI scans van de hersenen. Het gebruik van MRI scans en andere beeldvormende technieken van de hersenen is waardevol voor onderzoek naar voeding. We verwachten dat deze technieken ervoor kunnen zorgen dat we in de toekomst meer duidelijkheid krijgen over de daadwerkelijke werking van bovengenoemde voedingsstoffen.

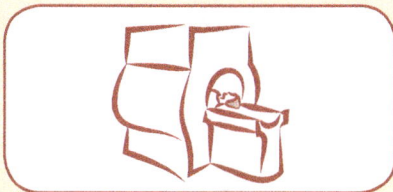

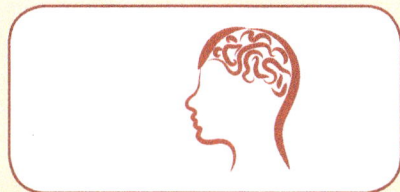

Hoofdstuk 6.
RECEPTEN

De volgende recepten komen uit Tante's kookboek van Nelie Braspenning (zie pagina 90). Ze zijn samengesteld voor en door zorgmedewerkers, vrijwilligers en ouderen.

De recepten zijn afgestemd op 6-8 personen.
Ze bevatten de vitamines H, L en G:
Herkenbaar, Lekker en Genieten.

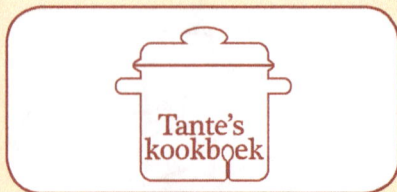

Tante's
kookboek

VOORGERECHT

Dikke tomatensoep

INGREDIËNTEN

- 1,5 kg verse tomaten
- 1 liter water (1000 ml)
- 1 bouillontablet (groente)
- 2 uien
- 1 á 2 teentjes knoflook
- 20 gram boter
- 2 eetlepels bloem
- 200-300 gram gehakt
- paneermeel
- room of crème fraîche
- peper en zout

BEREIDINGSWIJZE:

- Was de tomaten en verwijder de kroontjes.
- Breng 1 liter water met de bouillontablet aan de kook.
- Voeg de tomaten toe.
- Kook het geheel 15-20 minuten totdat de tomaten zacht zijn.
- Pureer de tomaten fijn met een staafmixer.
- Snipper intussen de uien en knoflook fijn.
- Smelt de boter in een pan. Fruit de ui en de knoflook.
- Voeg 2 eetlepels bloem toe. Voeg 3 á 4 lepels van de tomatensoep toe.
- Roer het geheel door zodat er geen klontjes ontstaan.
- Voeg het ui-knoflookmengsel toe aan de tomatensoep.
- Breng het geheel aan de kook. Vergeet niet te roeren.
- Breng het gehakt op smaak met zout en peper.
- Voeg eventueel wat paneermeel toe.
- Maak soepballetjes en voeg ze toe aan de tomatensoep.
- Eventueel kunnen er ook groentes zoals bleekselderij, wortel of paprika aan de soep.
- toegevoegd worden. Laat het 10-15 minuten doorkoken.
- Voeg een scheutje room of crème fraîche toe.

Voorbereiding: 10 minuten   Bereidingstijd: 30 minuten

VOORGERECHT

Gevulde champignons met ham en kaas

INGREDIËNTEN

- 12 grote champignons
- 250 gram hamblokjes
- 2 eetlepels crème fraîche of roomkaas
- 1 theelepel citroensap
- peterselie
- 1 theelepel mosterd
- peper en zout

Voor de topping
- 25 gram Parmezaanse kaas
- broodkruim (gemaakt van 2 boterhammen zonder korst)
- 1 eetlepel crème fraîche
- olijfolie

BEREIDINGSWIJZE

- Borstel de champignons schoon. Haal het steeltje uit de champignons.
- Snijd de hamblokjes fijn.
- Voeg aan de hamblokjes 2 eetlepels crème fraîche, het citroensap, de fijngesneden
- peterselie, de peper en de mosterd toe. Maak het geheel fijn met een blender of staafmixer.
- Vul de champignons met het mengsel.
- Voor de topping meng je de Parmezaanse kaas, het broodkruim en 1 eetlepel crème fraîche

Voorbereiding: 20 minuten   Bereidingstijd: 15 minuten

HOOFDGERECHT

Duiveltjesvlees

Ingrediënten

- 5 eetlepels ketjap
- 5 eetlepels azijn
- 1 theelepel sambal oelek
- 5 eetlepels ketchup
- 800 gram varkensvlees of kip
- 2 uien
- 250 gram champignons
- klontje boter
- 2 eetlepels pindakaas

Bereidingswijze

- Maak een marinade van de ketjap, azijn, sambal en ketchup. Snijd het vlees in fijne stukken. Marineer het vlees gedurende 2 uur in de koelkast.
- Snipper de uien. Fruit de ui en de champignons in boter.
- Bak het vlees aan. Voeg de champignons en de uien toe inclusief het vocht.
- Laat het vlees, de champignons en de uien 50-60 minuten stoven op laag vuur.
- Voeg aan het einde 2 eetlepels pindakaas toe.

Voorbereiding: 2 uur en 15 minuten (waarvan 2 uur marineren)

Bereidingstijd: 60 minuten

Variatietip: Heerlijk met rijst en een salade.

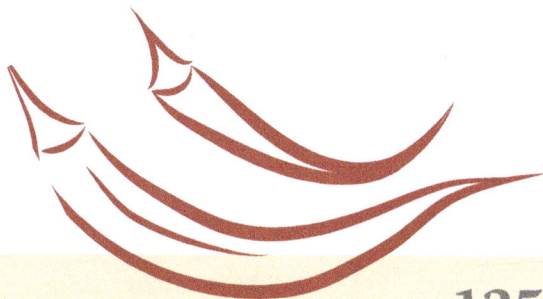

HOOFDGERECHT

Kippenstoof met kaneel en komijn

INGREDIËNTEN

- klontje boter
- 6-8 stukken kipfilet
- 2 uien
- 500 ml bouillon (kip)
- 1 kaneelstokje
- 2 eetlepels honing
- 2 eetlepels gemalen koriander
- 2 theelepels gemalen komijn
- 250 gram gedroogde pruimen (zonder pit)
- peterselie

BEREIDINGSWIJZE

- Smelt de boter in de pan. Bak de kipfilet bruin.
- Snipper de ui fijn en voeg de ui toe.
- Voeg de bouillon, het kaneelstokje, de honing, koriander, komijn en pruimen toe.
- Stoof de kip op laag vuur in ongeveer 20 minuten verder gaar.
- Wanneer de saus te dun is kan deze met maïzena worden gebonden.

Voorbereiding: 10 minuten   Bereidingstijd: 30 minuten

Variatietip: Lekker met zelfgemaakte appelmoes, spruitjes en gekookte aardappelen.

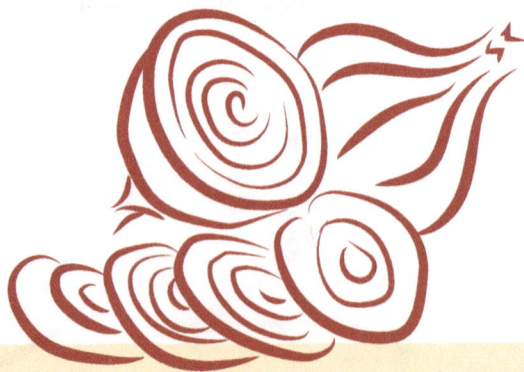

NOSTALGISCH HOOFDGERECHT
Tante's stoofvlees

Ingrediënten

- 4 uien
- 1 kg runderlappen
- peper en zout
- 75 gram boter
- 3 eetlepels bloem
- 3 eetlepels bruine basterdsuiker

- 1,5 flesje trappist
- 3 eetlepels azijn
- 2 laurierbladeren
- 2 kruidnagels
- 4 naaldjes rozemarijn
- 3 sneetjes brood
- mosterd

Bereidingswijze

- Snipper de uien fijn.
- Snijd de runderlappen in stukken. Bestrooi het vlees met peper en zout.
- Smelt de boter in een braadpan. Voeg de gesneden runderlappen toe. Bak het vlees in een aantal minuten bruin. Wanneer het vlees bruin is schep dit uit de pan.
- Fruit de gesnipperde uien in het achtergebleven bakvet. Voeg na 1 minuut de bloem en de bruine basterdsuiker toe. Laat het geheel 1 minuut zachtjes pruttelen.
- Voeg de trappist, de azijn, de laurierbladeren, de kruidnagels, de rozemarijn en het vlees toe. Breng het geheel aan de kook. Draai het vuur laag wanneer het geheel aan de kook is. Laat het vlees 2,5 uur op laag vuur stoven.
- Verwijder de korsten van het brood. Besmeer de sneden brood met mosterd. Voeg het brood met de kant waarop de mosterd is gesmeerd naar beneden toe aan het gestoofde vlees. Laat het brood zacht worden. Roer het brood na een half uur door het vlees. Laat het vlees 1,5 uur stoven op laag vuur.

Voorbereiding: 15 minuten   Bereidingstijd: 4 uur (waarvan 4 uur stoven)

NAGERECHT

Rijstepap

INGREDIËNTEN

- 2 liter volle melk
- 2 zakjes vanillesuiker
- 1 vanillestokje
- 300 gram dessertrijst

- bruine suiker
- 8 kleine klontjes boter (ter grootte van een dobbelsteen)
- klein beetje saffraan

BEREIDINGSWIJZE

- Vul de pan met een laagje water (dit voorkomt aanbranden).
- Breng de melk aan de kook, met de vanillesuiker en het open gesneden vanillestokje.
- Voeg de dessertrijst toe wanneer de melk aan de kook is.
- Kook het geheel op laag vuur 30-45 minuten. Vergeet niet te roeren.
- Wanneer de rijstepap voldoende dik is, neem je het vanillestokje uit de pap.
- Schraap de zaadjes uit het stokje en voeg dit toe aan de pap.
- Garneer het geheel met bruine suiker en een klontje boter. Warm serveren is het lekkerst. Wanneer je een kleine beetje saffraan toevoegt, zorgt dit voor een gele kleur.

Voorbereiding: 5 minuten   Bereidingstijd: 30-45 minuten

Variatietip: lekker met rozijnen

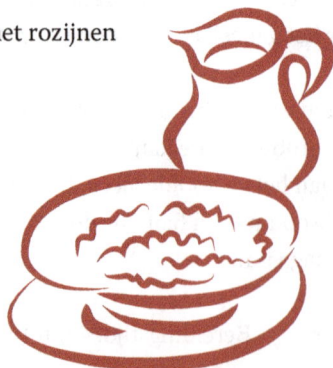

NAGERECHT

Gevulde appels met custard

INGREDIËNTEN

- 8 zoete appels
- 100 gram rozijnen
- kaneel
- suiker
- 8 kleine klontjes roomboter
- 5 eetlepels water

Saus

- 500 ml melk
- 35 gram suiker
- 35 gram custard

BEREIDINGSWIJZE

- Schil de appels. Hol de appels uit (met een klokhuisverwijderaar).
- Was de rozijnen. Voeg aan de rozijnen kaneel en suiker toe naar eigen smaak.
- Meng dit geheel. Vul de appelen met het rozijnenmengsel.
- Breng een klein klontje roomboter op iedere appel.
- Zet de gevulde appels in de ovenschaal. Voeg 5 eetlepels water toe aan de ovenschaal.
- Verwarm de oven voor op 180 graden.
- Plaats de gevulde appels 20 minuten in de oven.

Saus

- Roer de suiker door de custard.
- Verwarm de melk.
- Neem een gedeelte van de warme melk en voeg dit toe aan de custard.
- Voeg het custardmengsel toe aan de verwarmde melk.
- Breng het geheel aan de kook en laat het drie minuten doorkoken.

Voorbereiding: 10 minuten

Bereidingstijd: 30 minuten

NOSTALGISCH NAGERECHT

Oma's broodschotel

INGREDIËNTEN

- 1 heel wit brood
- 500 ml halfvolle melk
- 1 zakje vanillesuiker
- 2 zoete appels
- 2 zure appels
- 2 peren
- 2 bananen
- 50 gram rozijnen
- 50 gram krenten
- kaneel naar smaak
- 1 eetlepel citroensap
- 50 gram gemalen kokos
- 40 gram boter

BEREIDINGSWIJZE

- Ontdoe het brood van de korst. Snijd of breek het brood in stukken.
- Breng de melk met de vanillesuiker aan de kook. Voeg het brood toe aan de melk. Roer het brood door de melk. Het wordt een zacht geheel.
- Schil het fruit en snijd het in plakjes. Vermeng het fruit, de rozijnen, de krenten, de kaneel, het citroensap en de kokos met het broodmengsel.
- Doe het mengsel in een beboterde, vuurvaste schaal.
- Strooi er wat suiker en kaneel over en leg hier en daar een klontje boter.
- Bak de broodschotel ongeveer 45 minuten in de oven op 175 graden.

Voorbereiding: 20 minuten   Bereidingstijd: 45 minuten

TIJDENS DE LUNCH
Pasteitje met gemengde paddenstoelen

INGREDIËNTEN

- 400 gram (gemengde) paddenstoelen of champignons
- 80 gram boter
- 400 ml bouillon (groente)
- 60 gram bloem
- 2 dunne preien
- 6-8 pasteitjes
- peper en zout
- peterselie

BEREIDINGSWIJZE

- Borstel de champignons schoon en snijd ze in stukken.
- Laat 20 gram boter in de pan smelten. Bak de champignons.
- Los een bouillontablet op in 400 ml water.
- Laat in een steelpan de overige 60 gram boter smelten.
- Voeg 100 ml van de groentebouillon toe. Voeg stap voor stap de bloem toe. Blijf continu met een garde roeren. Laat dit geheel 2 minuten pruttelen. Voeg peper en zout naar smaak toe. Voeg de overige 300 ml groentebouillon toe. Voeg tot slot de prei en de champignons toe aan de ragout.
- Verwarm de pasteitjes volgens de gebruiksaanwijzing op de verpakking.
- Vul de pasteitjes met de paddenstoelenragout. Garneer met peterselie.

Voorbereiding: 10 minuten

Bereidingstijd: 15 minuten

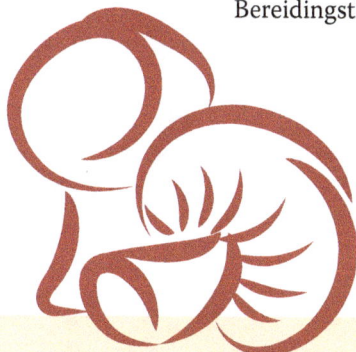

TUSSENDOOR

Ei-hamsalade

INGREDIËNTEN

- 12 eieren
- 4 plakjes ham of kipfilet
- ½ ui
- 2 theelepels kerriepoeder

- 2 eetlepel yoghurt
- 1 eetlepel mayonaise
- verse bieslook
- zout en peper

BEREIDINGSWIJZE

- Breng water aan de kook. Prik met een scherpe mespunt een heel klein gaatje aan de onderkant van de eieren. Als je dit niet doet is het mogelijk dat het ei barst. Voeg de eieren toe als het water aan de kook is. Zorg dat de eieren onder water staan. Kook de eieren ongeveer 8-10 minuten. Giet na het koken de eieren af. Laat de eieren 'schrikken' door ze af te spoelen met koud water. Hierdoor kun je de eieren beter pellen.
- Pel de eieren en maak ze fijn met een vork.
- Snijd de ham en de ui fijn.
- Voeg het kerriepoeder, de yoghurt en de mayonaise toe. Meng dit goed door elkaar.
- Hak wat bieslook fijn en voeg dit toe aan de salade. Maak de ei-hamsalade op smaak met peper en zout.

Bereidingstijd: 15 minuten

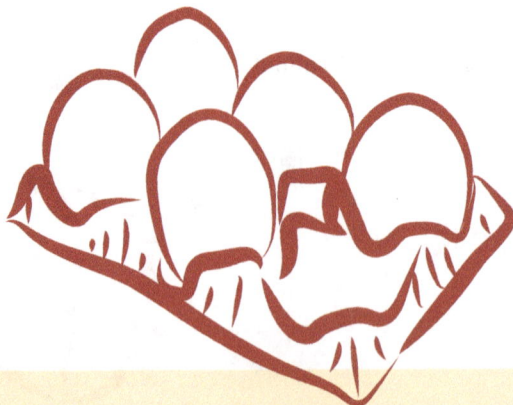

TUSSENDOOR
Eierkoeken

INGREDIËNTEN

- 3 grote eieren
- 200 gram basterdsuiker
- 1 zakje bakpoeder
- 2 zakjes vanillesuiker
- snufje zout
- 200 gram bloem

BEREIDINGSWIJZE

- Klop de eieren met de basterdsuiker, het bakpoeder, de vanillesuiker en een snufje zout totdat er een schuimig mengsel ontstaat. Dit duurt ongeveer 10 minuten.
- Zeef de bloem. Voeg de bloem lepel voor lepel toe aan het schuimige mengsel. Klop het mengsel nog even goed door.
- Verwarm de oven voor op 200 graden. Leg bakpapier op de bakplaat.
- Maak kleine hoopjes beslag (ter grootte van een ijsschep) met een lepel. Plaats het beslag op het bakpapier. Leg het beslag niet te dicht bij elkaar, omdat de eierkoeken tijdens het bakken uitvloeien.
- Plaats de bakplaat in het midden van de oven met boven- en onderwarmte. Bak de eierenkoeken in 10-12 minuten goudbruin. Heerlijk met boter en bruine basterdsuiker.

Voorbereiding: 15 minuten   Bereidingstijd: 15 minuten

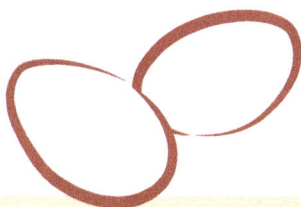

TUSSENDOOR
Appeltaart

Ingrediënten

- 3 eieren
- 225 gram suiker
- 2 zakjes vanillesuiker
- 200 gram bloem
- 1 theelepel bakpoeder

- 1 kg appels (bij voorkeur goudreinetten)
- kaneel
- poedersuiker

Bereidingswijze

- Verwarm de oven voor op 200 graden.
- Klop eieren los met de suiker en vanillesuiker totdat het beslag bijna wit is.
- Zeef de bloem. Schep de gezeefde bloem en de bakpoeder door het beslag.
- Schil de appels en snijd ze fijn. Voeg de appel toe aan het beslag. Voeg kaneel naar smaak toe.
- Stort het mengsel in een ingevette bakvorm van 24 cm doorsnee. Strooi er eventueel nog wat kaneel over. Zet de appeltaart in de oven. Bak de taart ongeveer 40-50 minuten.
- Laat de appeltaart afkoelen en bestrooi voor het opdienen met poedersuiker.

Voorbereiding: 30 minuten   Bereidingstijd: 40-50 minuten

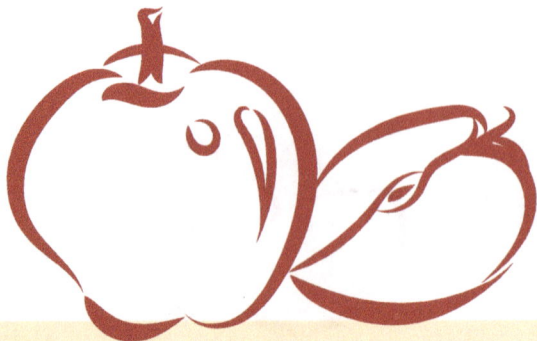

Als iemand minder goed eet

Energierijke smoothie

INGREDIËNTEN (VOOR 1 PERSOON)
- 1-2 stukken fruit (eventueel uit diepvries)
- 100 ml volle vla (smaak kan variëren)
- 3 scheppen nutridrink powder (dieetvoeding)
- 1 scheut ongeklopte room

BEREIDINGSWIJZE
- Alles goed glad pureren.

Energierijke pap

INGREDIËNTEN
- 100 ml vla (smaak naar keuze)
- 100 ml griesmeelpap
- 3 scheppen Brinta
- Scheut ongeklopte room
- 3 scheppen nutridrink powder (dieetvoeding)

De recepten op deze pagina
zijn afkomstig van
diëtiste Heidi Schaffels
van Rivas Zorggroep

DANKWOORD

We bedanken alle mensen die in dit boek in een interview aan het woord komen. Zij hebben allen veel meer gedaan dan alleen een interview afgeven, ze hebben waardevolle kennis gedeeld waar we ook op veel andere plekken in dit boek dankbaar gebruik van hebben gemaakt.

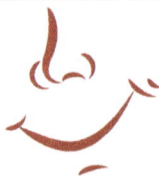

Verder bedanken we:

- Els Bokkers en Henriëtte Brons van de communicatieafdeling van Alzheimer Nederland;
- Marjan Dogger-Vermeij, diëtiste bij zorgorganisatie Amstelring
- Pauline Geraerts, opleidingsadviseur bij zorgorganisatie Zorgspectrum en coördinator Alzheimer Café Houten;
- Loes Stuij, gespreksleider Alzheimer Café Deventer;
- Dory Vanenburg-Berk, verpleegkundige bij Cordaan Thuiszorg;
- Evelien de Vries, ergotherapeut bij zorgorganisatie Humanitas;
- Jacqueline de Waal, coördinator Alzheimer Cafés Afdeling Amstelland en Meerlanden.

Speciale dank gaat uit naar Jacky Rademacher en Mike Jacobs van Wageningen Academic Publishers. Auteurs kunnen veel prettiger schrijven als redacteuren goed luisteren, geduldig zijn en heldere feedback geven. Jacky en Mike zijn dat soort redacteuren.

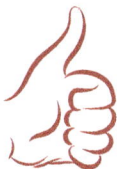

BRONVERMELDING

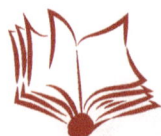

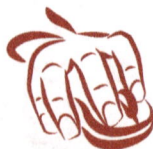

Literatuur

Adviescommissie Ethiek V&VN, 2006. *Handreiking hoe ga je om met het eten en drinken.* V&VN, Utrecht.

Alzheimer's Disease International, *Nutrition and dementia,* 2014. Te downloaden via http://www.alz.co.uk/nutrition-report.

Alzheimer's Society, 2013 (laatste update). *Factsheet Eating and drinking.* www.alzheimers.org.uk.

Bowman G.L., L.C. Silbert, D. Howieson, e.a., 2012. *Nutrient biomarker patterns, cognitive function and MRI measures of brain aging.* In: Neurology 78, 241-249.

Cassolato, C.A., H.H. Keller, S.L. Dupuis, L. Schindel Martin, H.G. Edward, R. Genoe, 2010. *Meaning and experiences of "eating out" for families living with dementia.* In: Leisure/Loisir, 34, 107-125.

Coalitie Erbij en TNS NIPO, 2012. *Eenzaamheid in Nederland.*

Curle, L., H.H. Keller, 2010. *Resident interactions at mealtime: an exploratory study.* In: European Journal of Aging 7, 189-200.

De Globe (onderdeel van ZZG Groep), 2011. *Kookmagazine Etenstijd.* De Globe, locatie van ZZG Groep: Nijmegen.

Genoe, R., S.L. Dupuis, H.H. Keller, L. Schindel Martin, C. Cassolato, H.G. Edward, 2010. *Honouring identity through mealtimes in the context of dementia.* In: Journal of Aging Studies, 24, 181-193.

Genuchten, S. van en K. Kouwenoord-Van Rixel, 2010. *Voeding bij dementie.* Informatorium voor Voeding en Diëtetiek, Bohn Stafleu van Loghum: Houten.

Gezondheidsraad, 2015. Advies *Richtlijnen goede voeding 2015.* Gezondheidsraad: Den Haag.

Groenewoud, J.H., H.J.J. in den Bosch, J. de Lange, 2009. *Richtlijn Omgaan met afweergedrag bij eten en drinken van bewoners met dementie.* Kenniskring Transities in zorg, Hogeschool Rotterdam: Rotterdam.

Groot, C.P.G.M. de, W.A. van Staveren, 2010. *Nutritional concerns, health and survival in old age.* In: Biogerontology, 11, 597-602.

Haveman-Nies, A., C.P.G.M. de Groot, W.A. van Staveren, 2003. *Dietary quality, lifestyle factors and healthy ageing in Europe: the SENECA study.* In: Age and Ageing, 32, 427-434.

Ikeda, M., J. Brown, A.J. Holland, J.R. Hodges, 2002. *Changes in appetite, food preference, and eating habits in frontotemperal dementia and Alzheimer's disease.* In: Journal of Neurology, Neurosurgery and Psychiatry, 73, 371-376.

Keller, H.H., L. Schindel Martin, S. Dupuis, R. Genoe, H.G. Edward, C. Cassaloto, 2010. *Mealtimes and being connected in the dementia context.* In: Dementia, 9, 191-213.

KNMG en V&VN, 2015. *Zorg voor mensen die bewust afzien van eten en drinken om het levenseinde te bespoedigen.*

Meijers, J.M.M., 2009. *Awareness of malnutrition in healthcare: the Dutch perspective.* Maastricht University, Maastricht.

Morley, J.E., 1997. *Anorexia of aging: physiologic and pathologic.* In: The American Journal of Clinical Nutrition, 66, 760-773.

Morris M.C., C.C. Tangney, Y. Wang, F.M. Sacks, L.L. Barnes, D.A. Bennet en N.T. Aggarwal et al., 2015. *MIND diet slows cognitive decline with aging.* In: Alzheimers Dement, 11, 1015-1022.

Morris M.C., C.C. Tangney, Y. Wang, F.M. Sacks, D.A. Bennet en N.T. Aggarwal, 2015. *MIND diet associated with reduced incidence of Alzheimer's disease.* In: Alzheimers Dement, 11, 1007-1014.

Mostert, H., 2008, *Eindrapport Zorg voor Beter Verbetertraject Eten en Drinken.* Vilans: Utrecht.

National Institute on Aging, 2006. *Encouraging eating: Advice for at-home dementia caregivers.* www.nia.nih.gov. (zoek op Encouraging for eating).

Nijs, K., 2006. *Draaiboek: 'Ambiance project'.* Wageningen University, Wageningen.

Raats, M., C.P.G.M. de Groot en W. van Staveren, 2009. *Food for the ageing population.* Woodhead Publishing Limited: Sawston, Cambridge.

Scherder, E., W. Posthuma, T. Bakker, P.J. Vuijk, F. Lobbezoo, 2008. *Functional status of masticatory system, executive function and episodic memory in older persons.* In: Journal of Oral Rehabilitation, 35, 324-336.

Schols, J.M.G.A., C.P.G.M. de Groot, T.J.M. van der Cammen en M.G.M. Olde Rikkert, 2009. *Preventing and treating dehydration in the elderly during periods of illness and warm weather.* In: The Journal of Nutrition, Health and Aging, 13, 150-157.

Stichting tanteLouise-Vivensis, 2013. *Tante's Kookboek.* Geschreven door Nelie Braspenning.

Valls-Pedret, C., A. Sala Vila, M. Serra-Mir, D. Corella, R. de la Torre, M. Á. Martínez-González, E. H. Mártinez-Lapiscina, M. Fitó, A. Pérez-Heras, J. Salas-Salvadó, R. Estruch en E. Ros, 2015. *Mediterranean Diet and Age-Related Cognitive Decline.* In: JAMA Intern Med, 175, 1094-1103.

Verbraeck, B. en A. van der Plaats, 2008. *De wondere wereld van dementie.* Reed Business, Amsterdam.

Vilans, 2011. *Toolkit Zorg Zelf voor Beter Eten en Drinken.* Vilans: Utrecht.

Voedingscentrum, 2016. *Richtlijnen Schijf van Vijf.* Voedingscentrum, Den Haag.

Wapenaar J., L. de Groot, 2013. *Eten en drinken bij dementie.* Reed Business Education.

Ziylan, C., A. Haveman-Nies, E.J.I. van Dongen, S. Kremer en L.C.P.G.M. de Groot, 2015. *Dutch nutrition and care professionals experience with undernutrition awareness, monitoring, and treatment among community-dwelling older adults.* In: BMC Nutrition 1, 38.

Internetbronnen

www.actiz.nl

www.alleszelf.nl

www.alz.org

www.alzheimer-nederland.nl

www.alzheimers.org.uk

www.apotheek.nl

www.dementalent.nl

www.dementie.nl

www.dementie-winkel.nl

www.demondnietvergeten.nl

http://etenstijdmagazine.blogspot.nl

www.hulpmiddelenwijzer.nl

www.innovatiekringdementie.nl

www.kiesbeter.nl

www.lekkerthuisoudworden.nl

www.movisie.nl

www.orthocor.nl

www.regelhulp.nl

www.scientias.nl/geur

www.stuurgroepondervoeding.nl

www.thuisarts.nl

www.thuiswonenmetdementie.nl

www.venvn.nl

www.voedingscentrum.nl

www.vumc.nl

www.zorgtegeneenzaamheid.nl

www.zorgvoorbeter.nl/ouderenzorg/Vindplaats-Eten-drinken